AUGUSTIN GALOPIN

E. DENTU, LIBRAIRE-ÉDITEUR — PALAIS-ROYAL.

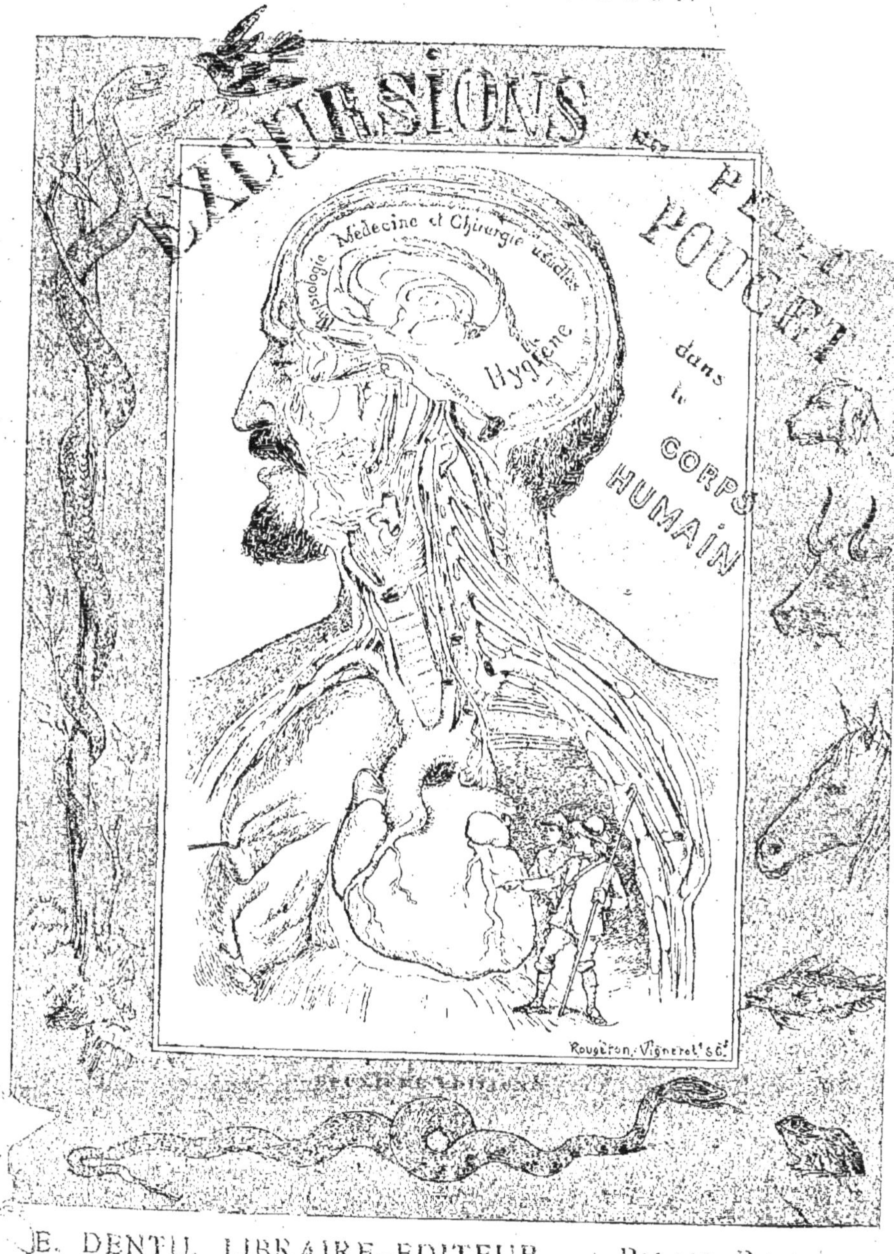

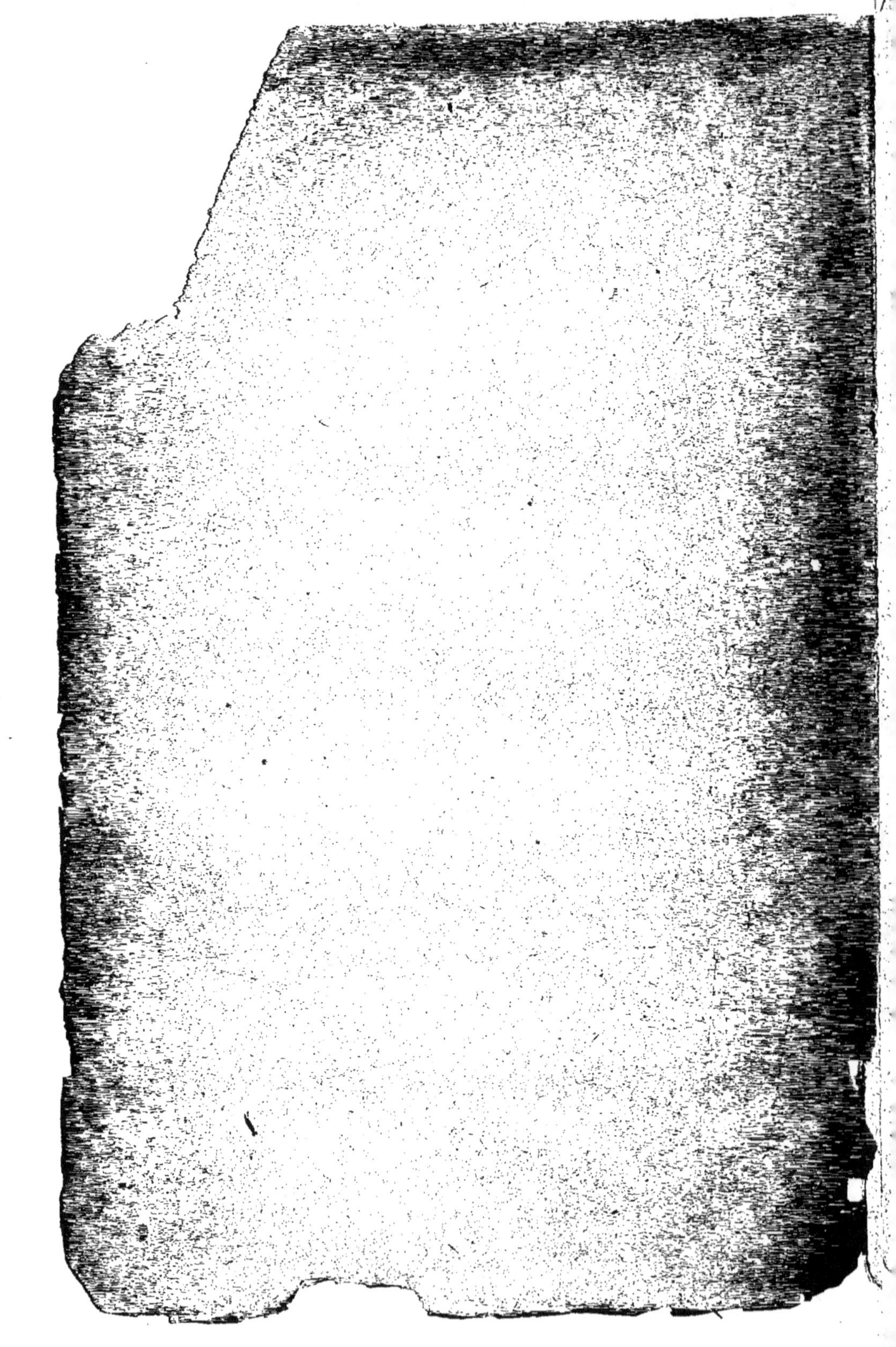

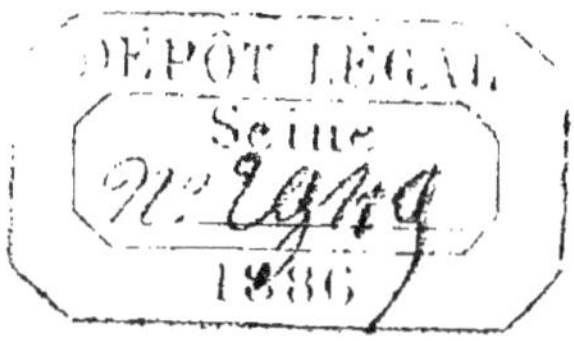

EXCURSIONS

DU

PETIT POUCET

DANS LE CORPS HUMAIN

ET DANS LES ANIMAUX

EXCURSIONS

DU

PETIT POUCET

DANS

LE CORPS HUMAIN ET DANS LES ANIMAUX

PHYSIOLOGIE, HYGIÈNE, MÉDECINE ET CHIRURGIE USUELLES

PAR

AUGUSTIN GALOPIN 

Professeur de Physiologie générale et d'Hygiène ;
Directeur de l'Hygiène contemporaine ; Lauréat des Hôpitaux,
de l'Ecole de Médecine et de l'Association française ;
Membre correspondant
de l'Académie Christophe Colomb, de Marseille, etc., etc.

> Ignorer ces choses simples, c'est vivre
> comme un poisson dans sa coquille, c'est
> végéter comme un tronc d'arbre, c'est ha-
> biter son corps en sourd et en aveugle.
> PLUTARQUE.

PARIS

E. DENTU, ÉDITEUR

LIBRAIRE DE LA SOCIÉTÉ DES GENS DE LETTRES

PALAIS-ROYAL, 15-17-19, GALERIE D'ORLÉANS

1886

A MES JEUNES LECTEURS

ET

A MES JEUNES LECTRICES

Mes petits amis, mes petites amies,

Permettez à votre ancienne connaissance de venir vous offrir, aujourd'hui, un petit code d'hygiène.

Quelques-uns de vous seront appelés à étudier, dans quelques années, les sciences naturelles.

Les autres quitteront bientôt l'école et le collège pour se livrer aux occupations agricoles ou commerciales… et vous, mes jeunes amies, mes chères petites camarades, vous retournerez auprès de vos mères qui continueront l'œuvre de vos intelligentes institutrices,

1

et perfectionneront, dans votre cœur, toutes les qualités qui sont du domaine de l'éducation maternelle.

A ceux de vous, mes amis, qui se destinent aux carrières libérales, j'indiquerai sommairement la route qu'ils devront suivre plus tard pour le perfectionnement de leurs études.

A ceux qui sont appelés à procurer des habits, des maisons et du pain à la société tout entière, je donnerai des avis susceptibles de les guider dans la vie pratique.

Il m'était impossible de vous instruire tous individuellement les uns après les autres... J'ai donc été forcé d'avoir recours à un autre moyen.

J'ai prié un de vos jeunes collègues de m'accompagner dans tous les départements de ce grand pays si peu connu qu'on appelle : organisme humain.

J'ai résumé, en quelques chapitres, les impressions et les accidents de notre voyage, où vous trouverez toutes les lois d'hygiène communes aux jeunes garçons et aux jeunes filles. Ce sont ces lois que votre petit camarade a déjà eu l'avantage d'étudier et que je viens vous enseigner.

Arnould, mon compagnon de voyage, m'a dit que je lui avais appris beaucoup de choses utiles et qu'il serait content si tous ses petits amis d'étude pouvaient profiter de mes conseils hygiéniques.

Je serais trop heureux si, en satisfaisant aujourd'hui son désir, je pouvais, par ce petit présent, vous initier tous à ces mille secrets de la vie et vous faire éviter, sans peine, les maladies nombreuses qui ruinent notre santé physique, intellectuelle et morale.

Voilà toute l'ambition d'un de vos plus fidèles et meilleurs amis.

LE PETIT POUCET.

PROLOGUE

I

La rencontre. — La fourmilière. — Arnould sauve la vie
au Petit Poucet.

Le petit Arnould a quinze ans sonnés, il est
d'*âge de raison* et se croit un *petit homme*.

Le matin du jour qui doit éclairer le quinzième
anniversaire de sa naissance le voit partir, une canne
de jonc à la main, et se diriger vers la promenade
favorite de son père, qu'il croit rencontrer sous
l'avenue des boulevards extérieurs de cette ville
universelle qu'on appelle Paris, situés à cent mètres
de son habitation.

Après avoir marché durant cinq minutes, Arnould
s'assied sur un banc et se résigne à attendre son
père. Ce dernier, retardé par des affaires impor-
tantes, ne rentre pas à l'heure quotidienne. Le
jeune promeneur se met en mesure de regagner
seul la maison paternelle.

Il se lève pour partir. Tout à coup, il entend
prononcer son nom très distinctement ; il écoute :
de nouveau la voix lui crie : Arnould ! Arnould !
viens à mon secours, ne m'abandonne pas !

L'enfant se dirige bravement vers la voix qui

l'implore et il arrive sur le bord d'une énorme fourmilière qu'il allait franchir, quand la même voix
lui répète encore : Viens à mon secours !... Il
regarde autour de lui et ne voit personne, il commence à être sérieusement intrigué et à se repen-
tir un peu d'avoir voulu montrer un grand courage.
La pâleur remplace l'incarnat habituel de ses joues,
un léger tremblement s'empare de toute sa petite
personne, et c'est d'une parole vivement émue
qu'il s'écrie : Qui est là ?

— Moi, répond une douce voix affaiblie déjà
par la souffrance, moi, le *Petit Poucet*, ton ami, qui
viens de tomber par malheur dans une république
de fourmis, qui me dévorent et vont me tuer si tu
ne me tires pas de leurs antennes acérées.

Arnould reconnaît le *portrait-miniature* de son
ancien ami dont la taille est très réduite, lui tend
la main, le tire du danger, le débarrasse de ses enne-
mies acharnées, l'embrasse, l'interroge sur les
causes qui l'ont conduit dans cet affreux repaire, et
sur la diminution extraordinaire de sa taille.

— Cela est bien simple, mon ami, écoute !

— J'écoute, parle et laisse-moi te porter dans
ma main jusque chez mes parents où tu pourras te
reposer.

— Merci, je ne dois pas me reposer. Je dois marcher, marcher encore, jusqu'à ce que mon heure
soit venue et que je sois revêtu de tous les pouvoirs

qui seront la récompense de ces sacrifices. Marchons donc ensemble, mais du côté opposé à ta demeure ; il n'est pas encore l'heure de me rendre chez toi et je ne sais pas si tu consentiras jamais à m'y appeler, quand je t'aurai dit ce que je suis destiné à faire et à devenir... Ce soir, à neuf heures, je serai puissant.

En me dirigeant vers cette avenue, je savais t'y trouver, car je puis savoir et deviner beaucoup de choses, comme tu pourras t'en convaincre par la suite de nos relations intimes. Au moment où j'allais venir me poser sur le collet de ton habit pour te parler à l'oreille, je me suis senti arrêté, tiraillé par une foule aguerrie qui m'aurait tué sans ton intervention. Merci, Arnould, tu viens de me sauver la vie, je saurai me le rappeler.

— Mais c'est bien le moins que je puisse faire pour toi, et je te suis encore redevable de beaucoup, puisque c'est pour moi, c'est pour me venir parler que tu es tombé dans cet affreux guet-apens.

— Bien, je te retrouve le même ; ton esprit simple et honnête n'a pas changé. Retiens bien tout ce que je vais te dire.

Après avoir parcouru le *monde extérieur*, vu tout ce qu'il renferme, beaucoup appris de ce qu'il peut enseigner, j'ai voulu, poussé par une sainte ambition et par une louable curiosité, connaître le *monde intérieur*, c'est-à-dire le mécanisme admirable dont la nature a doté chaque être ici-bas.

Pour atteindre ce but, il m'a fallu faire ce qui n'avait pas encore été fait : voyager, à travers l'organisme animal et l'organisme végétal, dans tous les degrés des échelles zoologique et botanique. Mais, voyager seul, cela ne suffit pas toujours. Il faut que les voyages que l'on fait servent à ceux qui n'ont pas eu l'occasion de les faire. Il faut rapporter fidèlement tout ce qu'on a vu, entendu et retenu. Le public est souvent prévenu contre les récits des voyageurs, il ne peut être persuadé véritablement que lorsqu'on lui offre tous les moyens de constater par lui-même l'authenticité, la véracité des faits qu'on avance ; il faut le con—vaincre et le persuader ; mais pour atteindre ce double but, il faut acquérir sa confiance et son affection, ces deux clefs magiques qui font tourner sur leurs pivots méfiants les portes du cœur, asile inviolable qui ne cède ni à la force, ni à la violence. Tu apprendras tout cela plus tard, mon ami... passons.

Pour atteindre ce double but, il me fallait donc être doué de deux pouvoirs : 1° celui de me rendre impalpable, c'est-à-dire invisible, insaisissable à volonté ; 2° celui de rendre également impalpables et insaisissables, sans les changer de nature, les êtres qui auraient assez de confiance en moi pour me suivre dans mes pérégrinations anatomiques et physiologiques, avec la faculté de les ramener, à volonté, au point de départ et à leur état primitif.

Je ne m'adresse qu'aux enfants studieux et curieux tout à la fois ; à ceux qui ont le désir d'apprendre.

Quant aux enfants qui ne savent pas sacrifier quelques heures de jeu de billes ou de toupie à l'étude des merveilles du monde, je les laisse de côté et j'attends qu'ils soient devenus sérieux.

Beaucoup de tes camarades ne me comprendraient pas ; je les ennuierais, je les fatiguerais inutilement. Ils dormiraient en route. Est-ce leur faute ? Sont-ils coupables ? Non, généralement non. Les vrais coupables sont leurs parents.

L'enfant est naturellement curieux ; ne sachant rien, il sent instinctivement le besoin de tout apprendre et il interroge toujours. Ses questions se multiplient si ses parents y répondent, son intelligence se développe, sa mémoire s'exerce, son cerveau s'ennoblit et se meuble.

Malheureusement il n'en est pas toujours ainsi. Les parents ne causent pas assez avec leurs enfants ; les uns en sont empêchés par leurs occupations journalières ; les autres trouvent cette conversation fatigante et traitent le petit questionneur de bavard et d'impertinent.

Je vous ai jugés tout autrement...

Non, vous n'êtes pas des bavards, .des imperti-
nents, mais bien des curieux légitimes.

Vous ne savez rien, vous êtes autorisés à vous
informer de tout.

Que de fautes on expose les enfants à commettre
en les *rebutant* et en leur imposant un silence inin-
telligent ! De là cette dissimulation à tous les
points de vue qu'on remarque chez quelques-uns ;
ce manque de confiance envers leurs parents, leurs
véritables et sincères amis.

Un grand nombre d'enfants sont aussi heureux
que toi, mon cher Arnould ; ils sont traités en
petits hommes, en enfants raisonnables, et leurs
questions sont toujours suivies de près d'une solution précise et saine.

Ceux-là vont vite qui savent interroger, car ils
apprennent à comprendre.

Soyez donc toujours de gentils bavards, mes
amis, vos questions ne nous fatigueront jamais ;
interrogez, interrogez sans cesse afin d'apprendre
beaucoup de choses nouvelles. Vous sortirez ainsi
de l'école et du collège avec un butin sérieux de
connaissances variées, acquises presque à votre
insu, et dont vous reconnaîtrez l'immense avantage dans le cours de vos études, qui, alors, si elles
ne sont pas moins longues, seront plus fructueuses
et moins pénibles.

C'est pour combler la lacune, que j'ai remarquée

dans l'éducation et dans l'instruction des jeunes enfants, que j'ai tant fait rire dans leur jeunesse, et à qui j'ai faussé un peu l'esprit, je l'avoue, que je me suis efforcé d'acquérir toutes les connaissances, toutes les qualités nécessaires pour les instruire dans la dernière période de leur enfance, sans pourtant cesser de les amuser et de rire avec eux.

Le *Petit Poucet* n'est pas trop sévère, il pardonne les petites sottises quand elles ont pour cause la légèreté du jeune âge. Il sait, par expérience, qu'il faut parfois commettre tant de fautes avant d'être raisonnable !

Mais autant il aime les enfants qui commettent des erreurs en cherchant la vérité, en s'y conformant et en l'aimant ; autant il plaint ceux qui, ne sachant ni s'y conformer, ni l'aimer, attristent sans cesse leurs parents, leurs maîtres et leurs petits camarades.

II

Le rendez-vous. — Le trou de la serrure.

J'ai donc été assez privilégié de la *Bonne Fée* pour qu'elle m'accorde les vertus qui étaient en son pouvoir : le don d'être impalpable, insaisissable, invisible, de pouvoir traverser les pores de la peau et tous les tissus des animaux et des végétaux.

— Tu es revêtu d'un grand pouvoir !

— Tu l'as dit ; j'ai un pouvoir immense, et, pour nous guider dans nos excursions, une science étendue, acquise dans le grand livre où je me propose de t'apprendre à lire, le livre de l'Expérience et de la Nature.

— Oh ! ce sera bien joli cette promenade-là faite avec toi... Voilà papa qui vient, je retourne avec lui à la maison où je t'attendrai ce soir, dans ma chambre. En veux-tu la clef ?

— Enfant, tu oublies donc ce que je viens de te dire ! Je n'ai pas besoin de clef pour pénétrer dans ta chambre.

— Comment feras-tu ?

— J'entrerai par le trou de la serrure.

— Tu ne feras pas de bruit.

— Je ne saurais en faire. Enlève la clef afin que je ne rencontre aucun obstacle sérieux et ne dors pas ; car il me serait difficile de te réveiller, à moins de changer de taille, ce qui demande toujours quelques minutes de préparation. J'ai besoin de tout mon temps pour le dépenser autour de toi, te donner mes ordres et opérer ta métamorphose.

— Bien, je ferai tout ce que tu me diras. Ah ! qu'il me tarde que la nuit soit venue pour me coucher et t'attendre... Mais papa ne me voit pas, il n'a pas l'air de me reconnaître et cependant il regarde de notre côté. Qu'a-t-il contre moi ?

— Rien, il ne t'aperçoit pas, je t'ai rendu invisible ; tiens, le vois-tu qui t'attend maintenant ?

— Oui, tu as raison. Oh ! comme tu es puissant ! Quel plaisir nous allons avoir à voyager ensemble. Ne m'oublie pas. A bientôt, Petit Poucet, à bientôt !

— A bientôt, Arnould ; pense à enlever la clef de ta chambre et ne dors pas.

— J'y penserai et je resterai éveillé.

Arnould courut embrasser son père, à qui il raconta toute la conversation qu'il venait d'avoir avec le Petit Poucet.

Le père sourit et ne vit, dans tout ce récit chaleureux, qu'un reste des histoires qui avaient si agréablement fait passer le temps de la première enfance de son fils.

— Tu me permets, père, de partir avec Poucet ?

— Je n'y vois pas d'inconvénient; va, mais re-viens vite.

— Je serai de retour demain matin à l'heure de mes leçons. Nous reprendrons nos promenades tous les jours et peut-être toutes les nuits, car le Petit Poucet a sans doute aussi le pouvoir de chasser le sommeil.

— Ce sera fort heureux pour toi, et je le consi-dérerais comme un grand magicien, s'il parvenait seulement à te faire lever tous les matins cinq minutes avant l'heure prescrite pour le réveil.

— Tu te moques de moi, petit père. Adieu, je te quitte et je vais faire mes devoirs pour que tu puisses me les corriger avant de retourner à ton travail. Je vais bien m'appliquer *pour avoir le droit de te faire dix questions.*

— Ce droit te sera acquis si tu mérites dix bons points.

Je les mériterai, je sais déjà ma fable, mon his-toire, ma géographie, mon...

— Oui, oui, tu sais tout cela, mais pour plus de sûreté va travailler un quart d'heure, tu me trouveras dans mon cabinet.

— Est-ce que je pourrai y entrer ?

— Oui, tu sais que je te l'ai permis à la condi-tion que tu ne toucherais à rien, et que tu ne parlerais pas.

Ah! je ne toucherai à rien, mais j'ai peur d'oublier de me taire.

— Va travailler, gamin, je t'attends.

— J'y cours, père, ne sois pas sévère.

———

III

Les devoirs et les questions d'Arnould. — L'heure du coucher. — Le sommeil. — L'entrée bruyante du Petit Poucet. — La gare Saint-Lazare. — Où Arnould éprouve un peu de répugnance à se faire avaler par un grand mangeur.

Arnould revint bientôt frapper à la porte de son père et entra triomphant dans le cabinet de travail où il lui était défendu de parler. Il récita ses leçons en prononçant chaque mot fort distinctement. Les devoirs écrits étaient soignés, les dix bons points furent gagnés. Arnould, usant de son droit, posa les dix questions suivantes auxquelles son père répondit avec beaucoup de soin :

1° Avec quoi fait-on les briques de nos murailles ?

2° Où *fabrique-t-on* les ardoises ?

3° Pourquoi porte-t-on du fumier dans les champs ?

4° Pourquoi ferre-t-on les chevaux, tandis qu'on ne ferre pas les vaches ?

5° Comment se *fait* la glace qui couvre les mares ?

6° Pourquoi ne bois-tu pas de l'absinthe comme M. Giraud?

7° Où trouve-t-on les grosses pierres qui servent à *construire les maisons?*

8° Pourquoi les feuilles tombent-elles des arbres en automme?

9° Pourquoi la *cheminée du salon fume-t-elle* quand on commence à l'allumer?

10° Pourquoi ne fumes-tu pas comme les autres messieurs?

Chacune de ces questions fut suivie d'une réponse nette et claire, qui se grava, comme toujours, dans l'esprit de l'enfant.

Pour être bien sûr que ses explications avaient été bien comprises, le père d'Arnould avait un moyen excellent: il faisait lui-même les questions le lendemain et l'élève devait y répondre.

Une courte promenade suivie du dîner, termina la journée, et Arnould vit arriver avec bonheur le moment de *monter à sa chambre,* ce qu'il fit promptement et sans manifester le désir de prolonger la veillée, comme il le faisait presque tous les soirs.

Il se mit vite au lit avec l'intention bien arrêtée de ne pas s'endormir avant l'arrivée du Petit Poucet. Mais dix heures n'étaient pas sonnées que le sommeil s'était emparé du petit homme bien résolu à ne pas fermer les yeux de la nuit.

Tout à coup Arnould est réveillé brusquement par un bruit qu'il ne peut définir. Ce bruit venait d'être causé par la chute, sur le parquet de la chambre, de la clef de la porte que le jeune étourdi avait oubliée dans la serrure.

Le Petit Poucet, en passant par cette ouverture, avait précipité la clef sur le plancher.

— Qui est là? dit notre dormeur.

— Moi, Poucet.

— Ah! je t'avais oublié, je m'étais pourtant bien promis de ne pas dormir.

— Le mal n'est pas grand, puisque te voilà éveillé ; hâtons-nous,

En prononçant ces mots, le Petit Poucet transformait Arnould et le rendait si petit, qu'il fut impossible à l'enfant de constater la présence de son propre corps.

— Partons, il est dix heures du soir, c'est l'heure à laquelle soupent les personnes attardées par un long voyage. Rendons-nous à la gare du chemin de fer de Saint-Lazare pour l'arrivée des voyageurs, et nous suivrons, au restaurant, celui de ces voyageurs qui nous paraîtra le plus affamé.

— Nous sommes à la gare... Comment y sommes-nous arrivés?

— Par ma volonté. As-tu déjà oublié que j'étais revêtu d'un plein pouvoir par la bonne fée qui m'a toujours protégé depuis ma naissance? Tu connais toutes les aventures qui me sont arrivées.

— Oui, je les sais par cœur. Ah! cela est bien curieux de pouvoir ainsi se promener, en pleine lumière des réverbères, au milieu de la foule, sans être aperçu.

— Regarde-moi toujours et fais ce que tu me verras faire.

— Je comprends. Pourquoi montons-nous sur les épaules de ce gros. monsieur qui gronde tout le monde et qui a l'air si désagréable?

— Pour deux raisons : pour ne pas nous exposer à être écrasés, et parce que ce gros monsieur en colère a faim.

— Je comprends la première raison, mais je ne comprends pas la seconde.

— Parce que notre gros voyageur va nous conduire tout droit dans un hôtel ou à la table d'un restaurant,

— Tiens, regarde, on apporte des aliments à notre voyageur affamé ; suis-moi bien, imite-moi et ne m'adresse pas la parole ; tu ne parleras que si je t'interroge.

— Je sais obéir avec plaisir.

— Alors, viens vite et ne crains pas de te mouiller et encore moins de te brûler. Je t'ai rendu *invulnérable*, rien ne peut t'atteindre.

— Ouf! quel saut tu m'as fait faire pour arriver

dans la soupe de ce brave homme qui a une faim de loup et qui va nous avaler.

— C'est précisément pour être avalés que nous sommes ici.

— Tu plaisantes, Petit Poucet, tu ne parles pas sérieusement ?

— Tu m'avais promis de m'obéir ? Je ne plaisante pas.

— Oui et tu vois que...

— Tu causes beaucoup trop. Silence ! notre tour va arriver d'être avalés. Nous passons dans la cuiller... nous sommes dans la bouche... Ne t'effraie pas, nous glissons dans un long tuyau qui va nous conduire dans un grand réservoir où nous pourrons nous reposer et causer tout à notre aise... Là... nous y sommes... nous voilà arrivés dans un grand magasin qu'on appelle estomac... Réfléchis un peu, après avoir repris tes sens, et tu me diras tout à l'heure ce que tu as remarqué durant ce petit voyage de la bouche à l'estomac.

Le Secrétaire perpétuel du Petit Poucet.

PREMIÈRE PARTIE

PHYSIOLOGIE ET HYGIÈNE

DE LA DIGESTION

Sans la santé, on ne peut jouir d'aucun bien ; les honneurs, les richesses et tous les autres avantages sont inutiles.

HIPPOCRATE.

PREMIERE EXCURSION

DE LA BOUCHE A L'ESTOMAC

I

La foire au pain d'épice.

Quand le petit Arnould eut mis un peu d'ordre dans ses idées, il commença à faire au Petit Poucet le récit fidèle de tout ce qui l'avait frappé en route et de tous les points qui avaient attiré son attention.

— J'ai eu très peur en arrivant dans la bouche. J'ai d'abord cru que j'allais être mordu, mais bientôt ma frayeur cessa quand j'eus constaté que notre gros mangeur n'avait qu'une dent.

— Combien lui en manquait-il alors ?

— Je n'en sais rien.

— Trente-une.

— Il me roula sur sa langue pendant quelque temps, et sa bouche s'emplit d'un liquide abondant qui arriva là je ne sais comment, ni d'où.

— Par les conduits des glandes salivaires et produit par ces mêmes glandes salivaires qui sont très nombreuses et dans lesquelles nous ferons un petit voyage un autre jour.

— Il me semblait que la soupe devenait tout à coup sucrée... Mais elle l'est encore, je ne m'étais pas trompé.

— Non, tu ne t'étais pas trompé. Ce goût sucré a été donné à la soupe par la salive, c'est-à-dire par ce liquide provenant des glandes salivaires, et qui a rempli la bouche du mangeur.

— Il y a donc du sucre dans ces glandes ?

— Non, il n'y a pas de sucre dans les glandes salivaires, mais il y a quelque chose qui, mélangé avec le pain, peut faire du sucre.

— Comment se nomme ce *quelque chose?*

— Il a un nom trop difficile à retenir, tu le connaîtras plus tard.

— Oh ! j'ai bonne mémoire, Petit Poucet ; et puis papa dit toujours que les enfants de mon âge retiennent tout ce qu'on leur dit, parce que leur mémoire n'est pas chargée de mots. Si tu voulais me dire le nom du *quelque chose*, je le retiendrais bien et je te le répéterais demain, comme je le fais à petit père lorsqu'il me donne une explication.

— On appelle ce *quelque chose* : diastase salivaire... aussitôt que l'on met de la diastase sur l'amidon, il se forme du sucre...

— Est-ce qu'il y a de l'amidon dans le pain?...

Je croyais qu'il n'y en avait que sur mes cols et mes manchettes.

— Il y en a dans le pain... et c'est de là qu'on tire celui de tes manchettes.

— Ah ! voilà une chose qui est bien curieuse, Petit Poucet, et tu ne me la disais pas !... Tu me crois donc bien enfant ?

— Je crois que tu es un petit garçon sérieux autant que curieux, et je me promets de te dire tout ce que tu voudras savoir.

— A la bonne heure, tu fais comme papa, tu me parles comme à un homme. Merci, Poucet...

Je continue :

Aussitôt que la soupe fut sucrée, je me sentis enlever sur la langue, qui se contourna comme un cerceau et qui me précipita dans un trou affreux où je me sentis pris et entraîné jusqu'ici.

J'ai fait tous mes efforts pour ne pas descendre, je me suis cramponné aux parois du tube, mais je sentais les parois me glisser sous les doigts et il me semblait que tous les points du mur que je touchais se détachaient du tuyau et descendaient avec moi dans le gouffre.

— Tout ce que tu as remarqué existe réellement. Quand les aliments arrivent à l'ouverture supérieure de ce tube qu'on appelle œsophage, ils...,

— Comment appelles-tu ce tube ?

— *Œsophage !*

— Bien, je retiendrai le nom. Cela fait deux mots à inscrire dans ma tête : *diastase, œsophage.* Continue, Petit Poucet.

— Les aliments, dis-je, sont saisis par des anneaux qui se trouvent dans le conduit au pain et qui les forcent à descendre dans la cave où nous sommes en ce moment.

Tu remarqueras très bien le mouvement de ces anneaux sur la gorge d'une vache qui mange ou qui boit.

— Je n'oublierai pas de regarder Bichette boire, demain.

— Les aliments ne pourraient même pas retourner dans la bouche du mangeur, quand même ce dernier aurait les pieds en haut.

— Je sais cela, Poucet. Cette année, à la foire au *pain d'épice*, j'ai vu un homme qui se crochait les pieds en haut à deux anneaux et qui restait pendu, la tête en bas, pendant un quart d'heure au moins, c'est-à-dire pendant tout le temps qui lui était nécessaire pour manger trois ou quatre œufs, de la salade et un gros morceau de pain.

Ce qui était surtout curieux et qui nous étonnait bien, c'est que cet homme pouvait boire un demi-litre de vin d'un seul coup, au moyen d'un tuyau de pipe qu'on lui prêtait.

— Eh bien ! cet acte qui vous étonnait tant est

cependant de la plus grande simplicité, puisque tous les aliments, liquides ou solides, saisis par les anneaux à la partie supérieure du tube, arrivent toujours dans l'estomac, sauf quelques cas exceptionnels.

— Que se produit-il dans ces cas exceptionnels?

— Le mouvement contraire : les aliments de l'estomac remontent le tube et sont rejetés au dehors.

— Ah! c'est vrai, cela m'est arrivé l'autre jour, après être resté trop longtemps au soleil à jouer aux billes.

— Tu as bien observé tout ce qui se trouvait sur ton passage.

— J'ai encore une chose à te demander, Petit Poucet. Tu vas rire peut-être, et me dire que c'est la peur qui m'a fait voir les objets doubles ; mais il faut que je te dise tout ce qui m'a impressionné, quitte à dire quelques bêtises... Papa me dit toujours qu'on ne s'instruit bien qu'en se trompant souvent.

— Ton père a raison ; quand on se trompe, c'est une preuve que l'on fait quelque chose. Dis, parle sans craindre que je te trouve ridicule.

— J'ai cru apercevoir une espèce de *trappe* s'abaisser sur une grande ouverture qui se trouvait juste sur mon passage, au moment où la grande langue du monsieur m'a précipité dans le

2.

gouffre que tu appelles l'*œsophage*... Vois-tu que je retiens bien les noms ?

— Tu ne t'es pas trompé, Arnould ; il existe bien en effet un autre tuyau, placé en avant de celui dans lequel tu as été lancé. Cet autre gouffre, toujours béant, n'est là que pour livrer passage à l'air que nous respirons. Il est, comme tu le dis fort bien, surmonté d'une *trappe*, espèce de soupape qui s'abaisse quand les aliments sont projetés dans le conduit au pain. Cette trappe s'est abattue sous tes pas, parce que tu voyageais en compagnie de la soupe du brave monsieur ; mais quand tu voyageras en compagnie de l'air, cette même soupape s'élèvera à ton approche et tu pourras pénétrer sans accident dans le sanctuaire de l'air pur où ne pénètre aucun profane, aucun corps étranger.

— Ce n'est pas comme ici, où la place va bientôt nous manquer.

— Le brave homme avait faim.

— Et soif !.. Est-ce que son estomac ne va point se déchirer ? Il est quatre fois plus grand qu'il n'était à notre arrivée.

— Non, il ne se déchirera pas. Les parois en tont très élastiques et très résistantes.

— Heureusement pour lui et pour son maître.

II

La prison — Arnould et Poucet dans l'estomac
du Grand Mangeur.

— Dis-moi, Poucet, pourquoi la viande mangée par notre homme paraît fondre dans son estomac. Plus je regarde, et plus il me semble que cet aliment disparaît.

— Ta remarque est juste.

Fais attention aux parois de l'estomac : tu apercevras des glandes nombreuses...

— Je les vois. Elles sont rouges. Il y en a !... il y en a partout ! partout !

— Il y en a cinq millions !

— A quoi servent-elles ?

— A préparer la viande à faire du *sang*. Elles sécrètent le suc gastrique, c'est-à-dire la *salive de l'estomac* pour digérer la viande.

— Est-ce qu'il y a aussi un *quelque chose* dans la *salive de l'estomac* ?

— Oui, il y a le *quelque chose* actif qu'on appelle *pepsine*.

— La *pepsine*... je connais ce non-là... Grand-papa en prend tous les jours dans sa soupe. Il m'a dit que celle qu'il achetait chez le pharmacien était tirée de l'estomac des moutons.

— Il t'a dit vrai ; cet agent aide le travail de la digestion chez les vieillards et chez les personnes dont l'estomac est faible.

— Dis-moi, Petit Poucet, est-ce que nous allons être encore longtemps bousculés dans l'estomac de ce gros monsieur ? Je voudrais bien en sortir.

— Patience, mon ami, l'heure de la délivrance n'est pas encore venue. Tu sais que notre monsieur n'a pas de dents.

— Il en a une !

— Ce n'est pas suffisant pour broyer et mastiquer ses aliments. Ce que les dents ne font pas, l'estomac est obligé de le faire. Tu fatigues aussi quelquefois ton estomac.

— Mais j'ai plus d'une dent, moi, Petit Poucet !

— Je le sais, et je persiste à dire que tu fatigues souvent ton estomac. Tu ne restes que dix ou douze minutes à table, quand tu devrais y rester quinze ou ving minutes. Tu sacrifies au jeu huit ou dix minutes qui appartiennent au temps du dîner ou du déjeuner, puis tu reviens de la classe, malade, avec des douleurs d'estomac, des maux de tête ou de cœur. Il faut te faire du thé, te réchauffer dans ton lit où tu grelottes de froid, tu inquiètes tes parents et tu souffres horriblement : *tu as une indigestion*, causée par la fatigue de ton estomac, que tu as forcé à travailler outre mesure, en l'obligeant à opérer la trituration des aliments qui devait être faite par les dents.

— Je te comprends, Poucet, je mangerai avec moins de précipitation et je prendrai le temps nécessaire pour bien mâcher mon pain et ma côtelette.

Que signifient toutes ces grandes taches rouges, presque *saignantes*, que l'on remarque sur les murailles du grand bâtiment dans lequel nous vivons depuis une heure?

— Ces grandes taches sont des plaies, des ulcérations. Elles indiquent que le monsieur dont nous visitons l'intérieur n'a pas toujours été sobre. Cet homme a fait des excès d'eau-de-vie, de vin, de bitter, d'absinthe. Ces liquides ont détruit de place en place l'enduit des murailles en question, la chute de cet enduit a mis la chair à nu, a détruit les glandes qui devaient sécréter la *salive de l'estomac*, et toutes ces causes réunies ont modifié le travail de la digestion, l'ont retardé, l'ont empêché...

— Et nous ont retenus prisonniers dans cette poche qui s'agrandit de plus en plus et qui pourrait bien se déchirer. Le monsieur est beaucoup plus tranquille que nous, il dort, lui, et n'est pas jeté d'un endroit à l'autre, comme nous le sommes depuis si longtemps.

— Tu deviens peu aimable, Arnould ; tu te plains déjà de souffrir pour un petit accident de voyage. Tout n'est pas *roses* dans la vie, mon ami ; il faut un peu de philosophie dans l'esprit, surtout dans celui de l'homme qui désire s'instruire. Les fruits de la science sont exquis, monsieur l'impatient, mais seulement pour les hommes qui ont assez de courage et de persévérance pour parcourir, sans murmurer, le chemin difficile, montant, *sablonneux, malaisé* qui mène aux champs fertiles où s'en fait la récolte.

—J'ai tort, Petit Poucet... et je te demande pardon.

L'heure de la délivrance approche. — M. Pylore, le portier de l'estomac, est sourd. — Un noyau de cerise trompe la vigilance de M. Pylore.

— Tiens, Poucet, je viens de voir des aliments passer là... par une porte qui s'est ouverte et s'est refermée brusquement.

— C'est le signal de notre délivrance prochaine.

— Tiens, regarde! la porte vient de s'ouvrir de nouveau... et de se refermer.

— Que fais-tu ? (Arnould était allé frapper à la porte.)

— Je fais du bruit pour que l'on m'ouvre.

— Le *portier de l'estomac* ne t'écoutera pas ; il ne laisse passer que les produits bien préparés de la digestion.

— Est-ce que tu m'as fait descendre ici pour servir d'aliment à ce gros monsieur?... Est-ce que tu n'avais pas prévu l'accident qui arrive ?... Est-ce que...

— Allons, allons, du calme ! Tous les portiers sont un peu susceptibles d'être corrompus, d'être trompés ou de manquer de vigilance... Le portier de l'estomac n'est pas plus infaillible que les autres.

— Si je savais son nom, je l'appellerais. Celui de papa se nomme Ricard; comment appeles-tu celui de l'estomac,

— *Pylore*.

— Pylore !... Pylore !... M. Pylore !... Ouvrez-nous, s'il vous plaît !... Il est sourd, ce portier-là !... C'est bien agréable pour les locataires !

— Tais-toi et regarde !

— Oh! des noyaux de cerises qui arrivent dans l'estomac... Le dormeur est donc éveillé ? Pourquoi s'est-il endormi avant d'avoir mangé son dessert?

— Parce que cet homme a l'estomac fatigué et l'esprit lourd. Beaucoup de personnes ont la fâcheuse habitude de dormir ainsi immédiatement après avoir pris leur repas; c'est une grande faute et une des causes les plus fréquentes des mauvaises digestions, des attaques d'apoplexie, des symptômes de paralysie, des congestions de toutes sortes.

— Ah! tu m'effraies, Petit Poucet... Maintenant que je sais tout cela, j'obéirai mieux à petit pere, quand il me recommandera de causer une demi-heure avec grand-papa, à l'issue du déjeuner ou du dîner, comme il m'en donne toujours l'ordre.

— Que tu n'exécutes pas ?

— Grand-papa s'endort, je le laisse dormir et je vais jouer aux billes ; mais à présent je ne le laisserai plus dormir après ses repas, ce cher bon papa. Je lui lirai son journal bien haut, je causerai avec lui, je lui raconterai toutes les petites aventures qui m'arrivent avec toi, je le ferai rire, je le tiendrai éveillé, je me promènerai avec lui... je serai tout à fait obéissant.

— C'est bien ! tu as du cœur.

— Papa, me l'a déjà dit, mais il m'a souvent dit aussi que j'avais mauvaise tête, et je veux me corriger... je ne veux plus que ceux qui m'aiment me trouvent désagréable et maussade. Et puis, je leur fais de la peine. J'ai remarqué que petit père était beaucoup plus peiné que moi quand je l'avais mis dans l'obligation de me gronder ou de me punir.

— Apprête-toi à sortir bientôt d'ici, bavard !

— Et ce n'est pas trop tôt. Aïe !.. Oh ! là, là ! ! vilain noyau ! qui viens me frapper brutalement... Pourquoi ce gros homme n'a-t-il pas appris à manger des cerises ? Je voudrais bien savoir comment il mange les prunes et les pêches ? Aïe ! aïe ! !

— Tais-toi, mon ami ; ce noyau que tu maltraites va opérer seul ta délivrance. Tiens, regarde-le s'approcher de la porte de maître Pylore... suis-moi, plaçons-nous bien derrière lui, afin que le portier ne nous voie pas ; nous profiterons du passage de ce noyau pour nous faufiler, à sa suite, de l'autre côté de l'estomac.

— Le noyau a frappé, on ne lui a pas ouvert plus qu'à moi. Attrapé, le noyau !

— Attends, il faut le temps à tout. Tenons-nous prêts, voici le noyau qui revient, accompagné d'un reste d'aliments qui le précède... qui fait ouvrir la porte... qui passe,.. avec le noyau... et...

— Ouf ! Et nous aussi... Oh ! comme monsieur Pylore referme brusquement sa porte ! On dirait qu'il est furieux de nous avoir laissé passer. Ah ! tu m'as donné un bon conseil, quand tu m'as dit de me placer derrière le noyau de cerise ; je suis bien heureux d'être sorti de cette affreuse poche, où je serais mort d'ennui ; j'ai envie de t'embrasser pour cette bonne idée-là... Que fais-tu ?

IV

— Je me débarbouille, afin que tu m'embrasses.
Et toi, est-ce que tu ne vas pas te débarbouiller
aussi ?

— Mais oui, j'en ai besoin. Pouah ! que d'huile !
que de graisse dans la chambre où nous venons
d'arriver ! Comment appelles-tu ce cabinet ?

— Ce n'est pas un *cabinet de toilette*, c'est un
laboratoire chimique, le troisième laboratoire de la
digestion.

— Comment le troisième ? Où sont les deux premiers ?

Dans la *bouche* et dans l'*estomac*.

— Comment se nomme le troisième ?

— *Duodenum*.

— Tiens, cela veut dire *douze doigts*.

— En effet, il est long comme le travers de
douze doigts.

— Je préférerais qu'il fût un peu plus long,
pour avoir plus de chances de me préserver de
l'huile et de la graisse qui m'assiègent et vont
m'étouffer.

— Viens avec moi et place-toi sous le liquide de ces robinets.

— Que me procures-tu là? De l'eau blanche et de l'eau verte ! Oh ! comme l'eau verte *est amère !* Oh ! ferme le robinet ! J'en ai assez, vite ! vite ! je suis tout mouillé de ce liquide !

— Regarde dans cette glace que t'offrent les murailles de ce troisième laboratoire chimique. Es-tu encore souillé d'huile et de graisse ?

— Non, je suis propre, bien savonné, dispos. Mais dis-moi, gentil magicien, comme tu t'y es pris pour me lessiver ainsi de la tête aux pieds ?

— Ce serait un peu trop long à te raconter, et puis c'est un peu difficile à comprendre à ton âge. Tu apprendras cela plus tard.

— Plus tard, plus tard ! Pourquoi pas tout de suite ? Si c'est de la science, on peut le comprendre, puisque papa m'a dit qu'il n'y avait que les savants qui pouvaient bien parfois ne pas être compréhensibles, mais que la science l'est toujours.

— Ton père a raison, mais il y a un âge pour toutes choses. Néanmoins, écoute : Dans l'industrie, quand on veut faire du savon, les chimistes prennent un corps gras quelconque et un *alcali*. Ici, dans le troisième laboratoire du tube digestif, viennent se réunir toutes les huiles et les graisses des aliments avalés par le grand mangeur ; mais en même temps, tu remarqueras deux robinets, sous lesquels je t'ai fait placer pour te débarbouiller ?

— Oui, après ?

— Ces deux robinets s'ouvrent de temps en temps et amènent des *alcalis* dans l'huile et la graisse.

— Et il se fait du savon ?

— Tu l'as dit. Les savants appellent cette transformation des corps gras : *émulsion*.

— La nature sait donc la chimie ?

— Parfaitement bien, comme tu peux t'en convaincre. Tu verras par la suite qu'elle sait beaucoup d'autres choses, que toutes les sciences lui sont familières, et que tous les produits des industries et des arts ne sont que des œuvres grossières d'*imitation* copiées sur ses modèles vivants.

— C'est bien joli ce que tu me dis là, Petit Poucet ; je te comprends d'autant mieux que papa me l'avait déjà dit, en m'expliquant un jour la ressemblance grossière qui existe entre mes nerfs et mon cerveau, et Paris entouré de ses milliers de fils télégraphiques. Tu me rappelles aussi une chose qu'il m'a dite et que j'avais oubliée.

— Laquelle ?

— Oh ! Je ne saurais m'expliquer assez bien pour me faire comprendre.

— Dis toujours... c'est en forgeant qu'on apprend à forger, dit le viel adage. Je t'écoute.

— Si les hommes, me dit-il, connaissaient mieux les admirables rouages qui entrent dans la sublime composition de leurs corps, ils seraient meilleurs, plus justes et plus respectueux d'eux-mêmes.

— Retiens bien ces paroles, mon ami, elles renferment tout un enseignement.

— Tu vois, Petit Poucet, que je te comprends bien. Je retiendrai parfaitement que nous avons trois chambres de chimie dans les organes de la digestion.

— Nomme-les toutes trois et dis-moi ce qui s'y fait.

— 1° La *bouche*, où il se fait du sucre avec l'amidon de la bouchée de pain.

— Sous quelle influence ?

— Sous l'influence de la *diastase* salivaire. Tu croyais me prendre sur ce mot-là ?

2° L'*estomac*, où la côtelette est fondue... par la...

— *Pepsine*.

— Oui, la pepsine, qui se trouve dans la *salive de l'estomac*, que tu dis que les savants appellent suc gastrique.

3° Le *duodénum*, où les huiles de notre salade et la graisse de notre côtelette viennent former du savon au moyen des liquides produits par les deux robinets que voici.

— Très bien, mais ces robinets ne *produisent pas*

les liquides, ils ne font que les apporter dans le creuset.

— D'où viennent ces liquides ?

— De deux organes que nous visiterons un jour.

— Leurs noms ?

— *Foie* pour la bile, et *pancréas* pour le suc pancréatique.

— Je connais les noms du foie et de la bile depuis longtemps... Mais je m'aperçois que nous avons parcouru toute la longueur du duodénum.

— C'est ainsi que tout chemine dans l'intestin qui commence au duodenum. Tu n'as qu'à me suivre des yeux et à te laisser glisser pour parcourir ainsi, sans fatigue, toute la longueur de ce tube sinueux. Viens et ne crains rien... Où es-tu ? Je ne te vois pas... Arnould ! Arnould !

— A moi ! Petit Poucet, à moi ! Ne m'abandonne pas ! Rappelle-toi qu'un jour je t'ai sauvé la vie ! A moi ! A moi !

— Qu'as-tu ? Où es-tu ?

— Je suis tombé dans un précipice d'où je ne me tirerai jamais seul. Bien, donne-moi la main. J'arrive, merci. Ah ! que j'ai eu peur ! Quel est donc cet affreux trou dans lequel je me suis précipité ?

— C'est une petite poche située sur le bord intérieur de l'intestin ; il n'y a pas que celle-là, on en compte beaucoup d'autres. Ces petites cavités sont formées par les replis de l'intestin et ressemblent à de petits nids d'hirondelles accolés contre le tuyau de nos cheminées.

— C'était bien la peine de placer ces poches en cet endroit ! J'ai eu bien peur...

— Je te permets d'avoir eu peur, mais je ne te permets pas de contrôler si sévèrement les œuvres de la nature. As-tu lu la fable de La Fontaine intitulée le Gland et la Citrouille?

— Oui, je la sais par cœur. Après ?

— Tu ne comprends pas ?

— Non.

— Rappelle-toi Garo !

— Tu as raison, Poucet. Je suis un méchant petit garçon qui croit avoir plus d'esprit que son curé.

Dis-moi donc à quoi servent ces nids d'hirondelles, comme tu les appelles.

— A retarder la marche des aliments, qui ne doivent pas passer trop vite dans le tube digestif.

— Pourquoi ?

— Parce que la partie nourrissante de ces aliments est prise par ces petits canaux que tu aperçois là et portée dans le cœur.

— Ah ! voilà qui est curieux. Je suis presque content d'être tombé dans un de ces nids qu'on appelle?...

— Valvule connivente.

— Merci... Je voudrais bien visiter ces petits vaisseaux qui s'emparent ainsi de la bouchée de pain, de la côtelette et de la graisse...

— Entrons dans leur domaine...

V

Le carreau. — La vieille de la forêt. — Le petit Gaston de
la mère Thérèse.

— Regarde un peu de près, Arnould, et tu apercevras, dans ces petits canaux, toutes les parties des aliments dont nous avons suivi les transformations dans la bouche, l'estomac et le duodénum.

— Oui, en effet, je retrouve du sucre, de la côtelette et de la graisse. Pourquoi donc, Petit Poucet, ne peut-on pas cheminer dans tous les canaux que nous visitons, et pourquoi y rencontre-t-on à chaque instant de gros nœuds, qui en bouchent l'ouverture et qui ressemblent assez aux nœuds qu'on remarque sur les tiges du blé ?

— Ces nœuds sont les restes d'une maladie assez commune dans l'enfance et qu'on appelle le *carreau*.

— Je me rappelle ce mot. Le petit nourrisson de la mère Thérèse a été atteint de cette maladie et a bien souffert. Je l'entends encore crier et je vois encore la brave femme, tout en pleurs, revenir de chez *la Vieille de la forêt*.

— Qu'appelles-tu la *Vieille de la forêt?*

— Une bonne vieille, très complaisante et très savante, qui habite dans un petit village au bord du bois, et qui guérit tous les petits enfants.

— Elle a guéri aussi le nourrisson de la mère Thérèse ?

— Non, le petit est mort, mais c'est parce que sa nourrice l'a conduit trop tard à la vieille.

— A la sorcière...

— Oui. On dit qu'elle a des secrets pour toutes les maladies et que les médecins lui veulent du mal, parce qu'elle est trop savante.

Ne crois rien de ce commérage, mon ami. Cette *Vieille de la forêt* n'est qu'une matrone ignorante qui amuse les bonnes femmes comme Thérèse, mais qui ne saurait guérir les enfants malades. Les médecins ont raison de dénoncer à la Justice ces femmes de mauvaise foi qui trompent les honnêtes gens et qui tuent les enfants.

— Je crois que tu es sévère, Poucet. La Vieille ne tue personne, on dit qu'elle est très obligeante pour tout le monde, on..

— Elle tue les enfants, te dis-je, puisqu'elle est cause que la nourrice ne va pas chercher le médecin qui seul pourrait apporter quelque soulagement au bébé. Quand on appelle le médecin, il est trop tard, la maladie a fait des progrès, et l'enfant meurt.

— Oui, comme le petit Gaston de la mère Thérèse. Le médecin l'a bien grondée de ne pas l'être venu chercher plus tôt. L'enfant était malade depuis dix-huit jours quand on a prévenu le docteur.

— La mère Thérèse aura fait tremper des feuilles ?

— Oui, elle croyait son enfant *tenu d'un saint*.

— Voilà où conduisent l'ignorance et la superstition, mon cher ami. Il est bien malheureux de voir ces pratiques absurdes encore en usage dans beaucoup de communes de France.

— Mais la mère Thérèse est très religieuse, c'est une brave femme que tout le monde estime.

— Je ne te dis pas le contraire, mais c'est une ignorante et une superstitieuse. La superstition n'est pas l'amie de la religion, et l'une n'autorise pas l'autre. Suis-moi.

— Où vas-tu ?

— Dans le canal *thoracique*.

— Où ce canal doit-il nous conduire ?

— Dans le cœur.

— Oh ! cela va être bien amusant de se promener dans le cœur du gros voyageur, et nous y serons à l'aise, s'il a le cœur aussi gros que l'estomac.

— Nous n'entrerons pas dans le cœur aujourd'hui, il se fait tard ; il faut que tu sois rendu dans ta chambre avant le réveil de ton père, qui serait inquiet de ton absence et...

— Oh ! papa sait bien que je suis parti avec toi, il ne me grondera pas.

— N'importe, rebroussons chemin.

— J'obéis, Petit Poucet. C'est égal, j'aurais bien voulu entrer dans le cœur du monsieur qui ronfle si fort.

— Ce sera pour demain.

— Nous retournons par la route qui nous a amenés ici.

— Oui, nous n'avons rien de particulier à étudier maintenant dans le tube digestif.

— Il me vient une idée.

— Exprime-la.

— Depuis un quart d'heure, nous voyageons dans les petits canaux blancs des intestins, mais tu ne m'as pas dit le nom de ces canaux.

— Canaux *chylifères*.

— Pourquoi chylifères ?

— Parce qu'ils renferment du *chyle*, c'est-à-dire le produit de la digestion, tout ce qui est nourrissant dans nos aliments.

— Il me pousse encore une idée, Poucet. Tu m'as expliqué la cause d'une maladie, j'ai compris que le *carreau* fait mourir de faim le enfants, puisqu'il obstrue les canaux... comment les appelles-tu ?

— Chylifères.

— ... Les canaux chylifères. Mais je serais bien curieux de connaître quelques autres maladies du grand tube que nous venons de parcourir.

— Tu seras satisfait. Nous allons repasser dans ce canal, afin de te donner tous les moyens et tout le temps de m'interroger.

— Merci, Petit Poucet. Je ne t'ennuyerai pas trop.

— Remontons vite jusqu'à l'estomac, c'est là que je vais te demander quelques renseignements.

VI

Une promenade dans le foie et la rate.

— Je revois avec plaisir les deux robinets qui ont procuré des liqüides précieux pour notre toilette.

— Ce sont les robinets qui apportent la bile et le suc pancréatique dans le duodénum.

— Le troisième laboratoire chimique.

— Parfaitement. Je t'avais promis une petite excursion dans les glandes qui servent à opérer la digestion ; viens avec moi, nous visiterons la plus grosse de ces glandes, le *foie*. Cette étude suffira pour te faire bien comprendre la fonction de ces organes.

Remontons par l'ouverrure de ce robinet qui est ouvert.

— Je te suis, Petit Poucet. Oh ! comme nous tournons ! on dirait que ce robinet est contourné sur lui-même.

— C'est une disposition qui lui est particulière, en effet, en arrivant vers la poche où tu te diriges. Mais suis-moi, nous reviendrons à cette poche tout à l'heure.

— Me voilà. Je m'étais en effet perdu dans la bifurcation des chemins. Où sommes-nous ?

— Dans le foie.

— Oh ! quels gros vaisseaux on y rencontre !

— Ce sont des vaisseaux qui contiennent du sang. Ce sang passe dans le foie, là, dans ces petites glandes fines que tu aperçois, et ce sang se change en *bile*.

— Comment cela s'opère-t-il ?

— On n'en sait rien, les savants n'ont pas encore pu nous le dire.

— Dis-moi, Petit Poucet, est-ce que ce sont encore des foies ces gros organes que j'aperçois là, plus bas ?

— Non, ce sont les *reins*. Le sang qui passe dedans se transforme en eau, en urine.

— Et les savants ne savent pas encore comment cela se fait ?

— Tu l'as dit. Pas plus que l'on sait pourquoi le sang qui passe dans les glandes salivaires se change en salive.

— Et ce gros corps rouge que l'on aperçoit là, à gauche et au-dessous du foie ?

— C'est la *rate*.

— Oh ! raconte-moi toute son histoire ! J'ai lu que dans certains pays on coupait la rate à quelques hommes, pour leur procurer la faculté de courir vite, que l'on...

— Oui, oui, on pourrait raconter ainsi sur la rate cent histoires plus invraisemblables les unes que les autres. La rate est encore un de ces organes dont la fonction n'est pas bien connue; voilà ce qu'il faut retenir.

— Les savants, comme tu dis, ignorent encore la fonction de la rate.

— Oui, comme ils ignorent beaucoup d'autres choses.

— Ils ignorent donc tout, les savants ! A quoi leur ont donc servi ces études que papa appelle *longues et pénibles?* Si j'étais savant, je...

— Ne dis pas une sottise. Si tu étais savant, tu ne serais pas le jeune enfant d'aujourd'hui qui ignore tout ; si vous étiez savant, monsieur, vous sauriez surtout une chose.

— Laquelle?

— Que vous ne savez rien.

— Tu m'étonnes, Poucet ; je ne te comprends pas bien ; mais je m'aperçois que j'ai encore fait ce que par politesse pour moi tu appelles une *sottise.*

— Oui, tu as fait une sottise. Sache bien une chose : il n'y a rien de plus dangereux que de croire que l'on sait tout. C'est la croyance des orgueilleux et des sots. C'est une des causes pour lesquelles l'ignorant n'apprend jamais rien. L'homme qui ne croit pas qu'on puisse rien lui enseigner de nouveau, est un homme qui n'a jamais rien appris et qui ne saura jamais rien apprendre. A un certain âge, si l'on rougit d'étudier, c'est que l'on ignore tout.

Viens par ici.

— Oh ! comme tout est jaune.

— C'est le début d'une maladie qui va frapper le brave homme.

— D'où vient toute cette couleur jaune?

— Du foie. C'est de la bile qui ne peut plus passer dans la poche que tu as remarquée tout à l'heure et qui se répand partout.

— Comment appelles-tu ces grandes taches blanches que l'on remarque dans le foie?

— Elles n'ont pas de nom particulier pour toi. Il te suffit de savoir qu'elles ne se trouvent généralement que chez les personnes qui ont bu trop d'eau-de-vie, ou de bière, ou de vin, chez les alcoolisés, comme on les appelle.

— Est-ce que c'est une maladie?

— Oui, et une maladie des plus sérieuses, dont on ne guérit presque jamais, et qui peut faire mourir les buveurs entre l'âge de 45 à 55 ans. Cette maladie se produit en quinze ou vingt ans, insensiblement, chez les hommes qui font un trop grand usage des liqueurs fortes.

— Peut-on entrer dans le réservoir à la bile ?

— Entre.

— Oh ! que de cailloux ! Que de cailloux noirs !
Un, deux... dix !

— Ce sont des *calculs biliaires*. On en trouve
quelquefois en nombre considérable dans cette
poche.

— Peut-on guérir cette maladie ?

— Oui, le plus souvent, quand elle est attaquée
à son début. Le médecin, au moyen de remèdes,
fait fondre et disparaître tous les cailloux et les
corps étrangers qui se forment anormalement dans
l'organisme. Mais pour cela, il faut que le malade
le prévienne à temps et se conforme religieuse-
ment aux préceptes hygiéniques qui lui sont pres-
crits.

— Oh ! il s'y conforme toujours, c'est si bon de
se guérir quand on est malade.

— Toujours n'est pas le mot. J'ai eu l'occasion
de rencontrer quelques personnes qui ne veulent
pas modifier leur manière de vivre, qui ne veulent
pas se priver de vin ou de mets succulents et qui
se tuent presque de gaieté de cœur.

— Il est si facile de ne pas boire de vin, quand
il n'y a que cela à faire pour ne pas être malade.

— Cela n'est pas si facile que tu le penses. Le
fumeur ne peut se passer de tabac, le buveur ne
peut se passer de vin, le mangeur ne peut se passer de mets délicats, sans souffrir beaucoup. Ah !
les habitudes sont quelquefois bien tyranniques !

Heureux l'homme qui peut se soustraire à leur cruel despotisme.

— Mais pour cela il doit y avoir un moyen, Petit Poucet, tu dois le connaître.

— Oui, je le connais : c'est de n'en contracter aucune. L'homme qui n'a jamais bu d'eau-de-vie se passe facilement de ce breuvage mortel. Pour celui qui n'a jamais fumé, le tabac est un poison violent.

— Ah ! je suis bien heureux d'apprendre toutes ces choses, Poucet ; tu me fais plus de plaisir que lorsque tu me racontais tes petits voyages à travers le bois et tous les malheurs qui venaient accabler ta pauvre famille. Mais j'éprouve le besoin de sortir de cette poche où les cailloux se précipitent les uns contre les autres et m'occasionnent de la douleur.

— Sortons.

VII

— Je retrouve les grandes places rouges de l'estomac. Tu m'as dit que c'était l'eau-de-vie qui causait ces plaies ?

— Oui, l'eau-de-vie, l'alcool sous n'importe quelle forme.

— Pourquoi en boit-on?

— Je n'en sais rien. L'homme a quelquefois de ces travers d'esprit ; il fait une chose qui le rend malade et qui doit ruiner sa santé, il sait même qu'il abrège ses jours, et cependant il la fait. On lui a dit cent fois que l'alcool est un poison, et cependant il en boit toujours. Il en est de cela comme du tabac.

— Est-ce que le tabac fait aussi du mal à l'estomac?

— Beaucoup. Ce n'est pas en agissant directement sur l'estomac, comme l'alcool, mais c'est en agissant sur les nerfs, qui, eux, agissent sur l'estomac. Tous les fumeurs incorrigibles perdent l'appétit durant certaines périodes ; ils perdent aussi une partie de la mémoire, de la vue et de l'ouïe ; ils deviennent paresseux d'esprit et de corps : ils se sont empoisonnés lentement.

— Je sais que le tabac est un poison, papa me l'a dit en ajoutant : Préserve-toi toujours de la fâcheuse habitude de fumer, cette habitude est la mère d'une foule d'autres habitudes mauvaises.

— T'a-t-il nommé ces habitudes mauvaises qui accompagnent l'usage du tabac ?

— Non. Les connais-tu, Petit Poucet ?

— Oui, écoute : Les défauts qui accompagnent toujours celui de fumer sont surtout la paresse, le jeu et l'absorption des liqueurs fortes. Le gamin, pour faire l'homme, fume avant d'aller au café ; l'âge arrive où la loi autorise l'enfant à s'installer près d'une table de cabaret où à vider un verre de poison sur le comptoir. Bientôt la *compagnie* fait le reste. On se donne rendez-vous au cabaret, on y vient jouer aux cartes, aux dominos, au billard ; l'amour-propre d'abord, l'amour du gain ensuite se donnent le mot pour hâter le développement d'une autre qualité, la *passion du jeu*. On néglige ses cours, son travail, ses leçons, on échoue à ses examens, on s'ennuie au milieu du monde intelligent et actif, on fuit sa présence, on recherche la société de jeunes débauchés qui, deux ans auparavant, étaient aussi à *leur début*, mais qui aujourd'hui sont passés maîtres. *On gagne :* on boit, car il faut fêter *la chance* pour qu'elle reparaisse un autre jour. *On perd :* on boit encore, car il faut se consoler. L'on n'a *plus le sou :* on boit toujours, car il faut noyer son chagrin. L'ivresse apparaît avec son hideux cortège ; la honte suit le jour où l'on a oublié sa raison au fond du verre ; on veut résister au courant qui vous entraîne, on se cramponne à la seule planche de salut qui reste encore : les conseils de son père ; on le voit souffrir horriblement de l'inconduite d'un fils qui gâche un temps précieux et ruine sa santé. On veut à tout prix rentrer dans le sentier du devoir, mais on a compté sans les *amis,* les *compagnons* de plaisir, les *joyeux viveurs,* comme on les appelle, qui font écrouler sous un seul de leurs regards moqueurs, toutes ces belles résolutions qu'on avait prises. On se *laisse entraîner,* on le dit vulgairement, et la cause première de cet affreux entraînement a pris naissance dans la première cigarette, le premier cigare ou la première pipe !

— Mais c'est horrible, ce que tu me dis là, Petit Poucet. Je ne puis comprendre qu'il y ait des enfants assez méchants pour faire ainsi de la peine à leurs parents.

— Ne les qualifie pas, mon ami ; plains-les. Ils sont bien à plaindre, car ils ont bien pleuré pour en arriver à ce degré d'abaissement moral où l'indifférence et l'oubli disputent à la conscience la paix du cœur et de l'esprit.

— Et moi qui m'ennuyais de ne pas être un grand garçon pour avoir le droit de fumer des cigarettes comme Paul. Je ne veux plus fumer maintenant.

— Veux-tu que le Petit Poucet te donne un bon conseil, mon cher Arnould ?

— Oh ! oui, donne-le-moi, tu sais que je t'ai promis de suivre tous tes avis.

— Eh bien ! quand un jour il te viendra la pensée d'acheter un cigare...

— Oh ! je ne l'aurai jamais, cette pensée-là...je...

— Ne jure de rien. Quand il te viendra la pensée d'acheter un cigare, regarde attentivement autour de toi, avant d'entrer chez le marchand de tabac, pour voir si tu n'apercevras pas un pauvre homme à qui tes dix centimes rendraient un véritable service, et quand tu auras rencontré la misère sous les haillons d'une pauvre vieille ou d'un enfant chétif et malade, à ce moment-là, mais à ce moment-là seulement, tu seras libre de disposer de ton décime, ou pour t'acheter du poison, ou pour acheter du pain à l'enfant qui te tendra la main.

— Je te promets de me rappeler toute ma vie le conseil que tu viens de me donner et le tableau que tu viens de me faire... Pourquoi, en effet, ne donne-t-on pas aux malheureux tout l'argent qu'on dépense en fumée ?

— C'est qu'il est très difficile, à ceux qui n'ont jamais souffert, de comprendre la souffrance d'autrui. Viens.

— Je te suis. Nous voilà dans l'œsophage. Est-ce qu'il est quelquefois malade aussi ?

— Oui, il est sujet à certaines maladies. Quelquefois ce tube se resserre, et l'on est obligé d'y passer une longue sonde d'argent pour introduire des aliments dans l'estomac.

— Voici la *gorge*.

— C'est une région qui devient très souvent douloureuse chez les enfants qui courent trop, qui s'echauffent et qui vont ensuite se reposer à l'ombrage d'un arbre touffu, ou boire de l'eau froide à la fontaine. Cette maladie se produit encore quelquefois lorsque l'enfant court dans la neige en se rendant à l'école.

— Pourquoi?

— Parce que ses pieds se refroidissent dans ses chaussures mouillées, et que les maux de gorge ont souvent pour cause le refroidissement des pieds et des jambes.

— Je crois, Petit Poucet, que tu ne nous as pas laissé le temps de nous refroidir les pieds depuis que nous sommes partis, nous avons assez couru. Je me sens fatigué ; je crois que le sommeil va me prendre ; je...

— Allons ! un peu de courage, nous arrivons.

Repasse avec moi par le trou de la serrure de ta chambre. Bien. Redeviens un grand garçon et dors paisiblement pendant quelques heures. Je reviendrai te prendre tantôt, pour une excursion nouvelle.

— Oui, Poucet, je t'attendrai. Merci et au revoir.

DEUXIEME EXCURSION

VOYAGE A TRAVERS LES PLATS, LES VERRES ET LES BOUTEILLES.

I

Les *viveurs* égoïstes. — L'alcoolisation. — L'*alcool hygiénique*, — Le *tabac hygiénique*. — Le commerce audacieux et impitoyable.

— Est-ce toi, Petit Poucet ?

— Oui. J'arrive quelques minutes avant l'heure, parce que j'ai l'intention de te faire faire une longue promenade ce soir.

— Je t'attendais. Partons. Où allons-nous ?

— Dans toutes les maisons, sur toutes les tables, au milieu des plats, des verres et des bouteilles, chez le riche, chez le pauvre, à la recherche de deux qualités contraires qui existent en permanence dans le monde : la *gourmandise* et la *sobriété*.

— Tu as eu là une drôle d'idée, Petit Poucet. Je doute que la promenade d'aujourd'hui soit aussi agréable que celle d'hier.

— Viens vite, c'est l'heure du dîner. Commençons par cette grande maison qui s'ouvre devant nous. Regarde la table.

— Que de plats ! que de verres et que de bouteilles surtout ! Est-ce que ces dix messieurs vont consommer tout cela ?

— Patience, tu le sauras.

— Je ne vois pas d'eau sur la table.

— C'est un liquide proscrit. Il n'y a que les *profanes* qui en mettent dans leur vin.

— Mais ces messieurs vont se rendre malades, vont se griser.

— Se rendre malades, oui ; se griser, jamais. L'habitude est une seconde nature, dit-on. Ces messieurs sont des hommes bien élevés qui ne noient jamais leur raison dans le vin.

— Alors ils ne se rendent pas malades ?

— Tu te trompes, ils se rendent très malades. Ils contractent lentement une maladie qui ne se guérira pas, ils *s'alcoolisent*.

— Tu m'as déjà prononcé ce mot-là plusieurs fois, Petit Poucet, et j'avoue que je ne l'ai jamais bien compris. Pourrais-tu m'expliquer ce que c'est qu'un homme qui *s'alcoolise !*

— Rien n'est plus facile. L'homme qui s'alcoolise est celui qui fait passer dans son estomac et dans ses tissus une grande quantité d'alcool, c'est-à-dire de ce poison affreux déguisé sous toutes les formes, sous toutes les livrées, sous tous les habits. L'industrie, qui s'oublie quelquefois au point de coter le gain au-dessus de la santé, n'a pas rougi de qualifier ces breuvages mortels de : *Chartreuse hygiénique; Berrichonne hygiénique, stomachique*, etc.; *Bitter* et même *absinthe hygiénique !* Peut-on se jouer ainsi de la santé individuelle ! Peut-on traiter la société avec si peu d'égards et de respect? D'autres qui ne la respectent pas plus ont vendu le *papier à cigarettes hygiénique !* Quelle pitié !

— Je te comprends, Petit Poucet. Tu dois bien souffrir de voir tous ces abus, toi qui en connais les ravages et t'intéresses tant à la santé humaine.

— Je souffre d'autant plus, mon ami, que je n'entrevois pas l'époque qui mettra fin à tous ces excès. Je souffre d'autant plus, que les ravages causés par l'abus des liqueurs fortes se remarquent souvent dans certaines sphères où ne devraient régner que l'intelligence et la science. Ah ! ils sont bien malheureux, ces hommes, de toujours avoir la bourse et la cave garnies. La fortune leur rend un bien mauvais service.

— Mais quels sont donc les ravages occasionnés par l'alcool?

— Ils sont nombreux. Pour n'en citer que quelques-uns, nous nommerons la paralysie, l'apoplexie, la folie...

— Oh ! c'est affreux ce que tu me dis là, Petit

Poucet. Je crois que ces messieurs commencent à parler un peu haut.

— Partons, Arnould. Allons dans une autre maison où règne la sobriété. L'estomac de ces messieurs étant trop chargé, leur digestion sera laborieuse et pourrait nous attrister inutilement. Viens.

II

Le contraste. — Une famille où l'on *pense* et où l'on *aime*,
mais où l'on ne se grise pas. — La douleur de Joseph. —
Le trapèze.

— Quel intérieur paisible ! Quelle différence entre cette société et celle que nous venons de quitter ! Pourquoi tout le monde ne se conduit-il pas comme cette famille-là ?

— C'est que, au milieu des gens qui *mangent pour vivre*, il y en a toujours qui *vivent pour manger…* *et pour boire*, ce qui n'est pas la même chose. *L'homme mange, en général, moitié plus qu'il ne devrait manger.* Regarde ces messieurs. Ils ne touchent qu'à quelques plats, boivent peu, et quittent toujours la table *avant d'avoir complètement assouvi leur faim.*

— Je ne vois pas d'alcool, de chartreuse, de liqueurs sur la table.

— Non, pas plus que de cigares ; il n'en paraît jamais ici. Et tu peux remarquer cependant que la gaîté n'y fait pas défaut. Cette gaîté est une des principales causes qui favorisent la digestion. Elle doit toujours présider aux repas.

— Pourquoi le maître de la maison ne prend-il pas les lettres qu'on lui apporte ?

— D'abord parce que ce n'est pas poli de lire sa correspondance en compagnie de personnes étrangères ; mais aussi parce qu'il est très dangereux de s'exposer à quelque émotion violente durant le temps réservé au repas ou à la digestion. La lecture d'un journal même est mauvaise en mangeant: celle d'une lettre ou d'une dépêche l'est beaucoup plus encore.

— Pourquoi donc, Petit Poucet ?

— Parce que cette lecture peut, en nous procurant une grande joie ou une grande douleur, ébranler vivement tout notre organisme et l'estomac en particulier. De là tant de digestions pénibles, de fausses digestions, de douleurs aiguës des principaux organes de la digestion, de maux de tête, de bourdonnements d'oreille, d'éblouissements, de congestions du cerveau, d'attaques de paralysie, etc., etc.

— Pourquoi ce grand jeune homme est-il si pâle ? On dirait qu'il est malade. Il l'est, en effet : il sort, et le domestique lui porte du thé dans sa chambre. Veux-tu le suivre, Poucet ?

— Volontiers.

— Oh ! comme il pâlit encore ! comme il tremble ! Il a l'air de souffrir... Pauvre jeune homme !

— Ecoute ce que lui dit son vieux Joseph, comme il l'appelle, et tu comprendras.

Joseph : « Je vous le disais bien, Monsieur, que vous alliez vous rendre malade si vous fumiez la cigarette que M. Paul vous offrait. Vous n'êtes pas habitué au tabac, et mon médecin m'a dit que c'était un poison, quand j'ai été malade comme vous il y a quarante ans, Monsieur ; oui, quarante ans, après avoir voulu faire le petit homme et fumer une pipe... J'en ai gardé un triste souvenir, et jamais e ne me suis exposé à renouveler ma souffrance. Et puis, vous avez pris une absinthe aussi ; ces messieurs les étudiants vous ont convaincu que ce breuvage vous donnerait de l'appétit, ils appellent cela un apéritif. Ah ! si j'avais osé, je vous aurais bien empêché de fumer et de boire. Prenez ce thé, Monsieur, et reposez-vous ; je vais aller chercher des bouillotes d'eau chaude pour vous réchauffer, car vous tremblez des pieds à la tête. Pauvre Monsieur ! je suis bien fâché de vous voir souffrir pour ne pas avoir eu la force de résister à vos camarades... »

— Tu comprends, Arnould ; voilà le tableau qui suit toujours la première cigarette, le premier cigare, la première pipe ou la première absinthe !

— Comme il souffre, le pauvre garçon ! Sortons, Petit Poucet ; la pâleur de son visage m'effraie.

— Voilà ce qui attend tous les élèves désobéissants qui, en promenade, se cachent derrière un buisson pour fumer contre la défense du professeur. Ces petits messieurs sont toujours punis de leur inconduite par la souffrance d'abord, et la ruine de leur santé plus tard.

— Pourquoi empêche-t-on ce petit garçon de faire de la gymnastique ? Papa me recommande d'en faire tous les jours. Tiens, on le fait descendre du trapèze. Il n'a pas l'air content.

— Parce qu'il est toujours mauvais de se livrer à un exercice violent *immédiatement* après avoir pris son repas.

— Tu m'as dit hier qu'il était aussi très dangereux de dormir en quittant la table.

— L'une et l'autre pratique sont mauvaises. Le temps du sommeil est celui de la nutrition et non de la digestion, mais entre ces deux extrêmes on trouve une bonne moyenne. Regarde devant toi, dans le jardin, tu y vois en promenade toutes les personnes qui se trouvaient tout à l'heure à table, la conversation est animée sans être bruyante ; une douce gaîté y règne, le contentement d'esprit y préside, et la santé s'épanouit dans ce milieu d'où sont proscrits les deux plus dangereux ennemis de l'esprit et du corps : l'alcool et le tabac !... Viens dans une autre famille... pressons-nous, car il se fait tard et le repas du soir doit être avancé.

III

Le trou normand. — Les deux bœufs blancs marqués de roux. — Pierre Dupont.

— Où sommes-nous, Poucet ?

— Dans une ferme des environs de Paris, où se pratique la fête des moissonneurs qu'on appelle : *Passée d'Août* ; il est d'usage, chaque année, de célébrer cette fête. Le fermier offre un souper à toutes les personnes qui l'ont aidé à récolter ses moissons. Nous arrivons bien, on est au milieu du repas.

— Comment vois-tu cela ?

— Parce que les convives *font un trou.*

— Je ne comprends pas.

— Il est d'usage dans un grand nombre de localités, et surtout en Normandie, de prendre un verre d'eau-de-vie au milieu du repas ; on dit que ce verre d'alcool précipite les aliments, *fait un trou* et procure l'occasion de manger davantage.

— Est-ce que cela est vrai ?

— Non. Sur cinquante personnes, il y en a quarante qui sont incommodées par ce breuvage inopportun : l'estomac reçoit une secousse par ce liquide corrosif, et après s'être échauffé pendant quelques minutes, il se refroidit et s'endort. Il bondit sous le coup d'éperon, sous le coup de fouet du conducteur inhabile, mais bientôt il retombe dans un état d'abattement et d'immobilité très préjudiciable au travail de la digestion. Cette pratique est une cause d'indigestion pour la plupart des personnes qui s'y livrent.

— Tu m'amuses avec ton trou normand, je ne connaissais pas cela. Mais on chante, ici.

— Oui, c'est encore un usage du pays. Chaque repas de famille est terminé par une chanson de chaque convive en particulier.

— Mais ceux qui ne savent pas chanter !

— Ils chantent quand même. La critique est bannie de ces réunions où la brusque franchise et la bonne foi président. On s'est réuni pour s'amuser. Il faut s'amuser. C'est une réunion d'amis, où tous les convives ont été prévenus d'apporter une bonne dose de gaieté avec eux.

— Je me sens heureux, et je me plais bien au milieu de ces braves gens.

— Ils sont heureux aussi, et je doute fort qu'il y en ait un seul qui consentît à faire le sacrifice de sa charrue et de ses *deux grands bœufs marqués de roux* pour venir habiter les grandes villes où l'air et l'espace lui manqueraient.

— Regarde, Poucet, regarde ce grand garçon

qui a les épaules aussi larges que la table. Comme il est beau en disant : *J'ai deux grands bœufs dans mon étable !...*

— Oui, c'est le type rêvé par Pierre Dupont.

— Qu'est-ce que cet homme-là, Pierre Dupont ?

— C'est l'auteur immortel de la chanson que tu entends en ce moment et de beaucoup d'autres encore

— Ah ! j'avais tort, tantôt, de dire que je n'allais pas m'amuser. J'éprouve bien du plaisir à présider silencieusement et discrètement ces réunions si différentes.

— Et qui, toutes, procurent un enseignement salutaire.

— Oh ! oui, je n'oublierai rien de ce que j'ai vu. Je me rappellerai toutes les causes qui favorisent la digestion et celles qui la retardent ou l'arrêtent.

— Rentrons. Demain nous continuerons notre promenade.

— Très volontiers, Petit Poucet ; mais j'aurais bien envie de voir quelque chose encore... Nous en sommes si près !

— Quoi ?

— Les écuries. Jusqu'à présent tu m'as toujours parlé des hommes, mais tu ne m'as encore rien dit des animaux. Est-ce que ce n'est pas curieux d'étudier les animaux ?

— Très curieux ; mais je crains de te fatiguer, et puis je te réserve cette étude pour un autre jour.

Va te reposer. Demain nous visiterons les réactifs et les laboratoires de la digestion.

TROISIEME EXCURSION

VOYAGE DANS LES LABORATOIRES DU TUBE DIGESTIF

Le vin de Nazareth. — Les trois grands laboratoires chimiques et les trois grandes divisions d'aliments.— Le chien historique de Claude Bernard. — La lingère et la mouche.

— Allons, vite, partons ; la journée sera laborieuse, aujourd'hui ! Nous avons beaucoup de choses à voir et à apprendre.

— Où allons-nous ?

— A l'Hôtel-Dieu.

Nous voilà au réfectoire des convalescents.

— On y fait beaucoup de bruit.

— Oh ! ce n'est rien. C'est un convive qui a pris du *vin de Nazareth*, c'est-à-dire qui a rejeté son vin, à moitié avalé, par le nez. On appelle cela *prendre un renard*. Ce phénomène est très simple. Tiens, regarde là, en haut de son palais ; tu aperçois un prolongement, une membrane flottante ; c'est la *luette*. Cette petite soupape vient s'appliquer sur l'ouverture des fosses nasales, quand les aliments passent, et empêche que ces aliments s'introduisent dans le nez.

Mais, si le mangeur rit en buvant ou en avalant le bol alimentaire, l'air expulsé repousse les aliments et la luette au dehors. Celle-ci ne fermant plus les ouvertures nasales, des parcelles de vin ou de pain s'introduisent dans le nez sous l'influence de la colonne d'air provoquée par la toux, et provoquent une douleur vive accompagnée d'un spasme douloureux et passager.

Si les aliments, au lieu de tromper la luette, trompent l'*épiglotte*, autre petit pont-levis que tu aperçois là, sur le larynx, ils s'introduisent dans le larynx, le conduit à l'air, et provoquent une toux violente et quelquefois une suffocation prolongée qui peut occasionner de graves accidents et même la mort.

Il ne faut jamais rire pendant la déglutition des aliments.

— Albert nous fait toujours rire en buvant.

— C'est une plaisanterie dangereuse et de mauvais goût, qu'il ne faut jamais imiter.

— C'est ce que lui a déjà dit Léon.

— Nous voici arrivés dans les salles de l'hôpital.

Avant de pénétrer dans tous ces foyers douloureux, il faut que je complète, en cinq minutes, ton éducation physiologique sur les phénomènes de la digestion.

On ne dirige bien une machine que lorsqu'on en connaît les rouages ; c'est dans ce cas-là, seulement, que l'on peut en éviter la ruine.

La digestion a pour but de réparer à l'aide d'aliments nutritifs, nourrissants, les pertes incessantes de l'organisme.

Les aliments se divisent en trois grandes catégories : 1° les aliments *azotés*, très réparateurs, tels que la viande, le poisson, les œufs, le *gluten* du pain ; 2° les aliments *non azotés*, moins nutritifs que les premiers, tels que les féculents, les légumineux, les farineux, etc. ; 3° les *huiles* et les *graisses*.

Chacune de ces trois grandes divisions d'aliments a un laboratoire spécial où s'opère leur transformation, c'est-à-dire où ils acquièrent les qualités qui leur sont indispensables pour être admis à pénétrer dans le sang, à réparer nos tissus, à être assimilables, ou propres à faire du muscle, des os, des glandes, du lait, de la salive, etc., etc.

Le premier laboratoire chimique est la *bouche ;* le second, l'*estomac ;* le troisième, le *duodenum.*

— J'ai déjà passé dans chacun de ces laboratoires le jour où je fus avalé par le voyageur de la gare Saint-Lazare.

— Oui. Dans la bouche, l'amidon de la bouchée de pain est changé en sucre par la *diastase* salivaire.

Les glandes salivaires produisent environ

1.600 gr. de salive en 24 heures, dont 650 gr. à chaque repas, soit 1.300 gr., et 300 gr. en 22 heures.

Le sucre fond dans l'eau et il y a toujours 80, 90 à 96 parties d'eau pour cent dans nos aliments ; donc le sucre sera fondu, réduit en très petites molécules et absorbé, pris par les vaisseaux chylifères que tu connais et qui l'apporteront dans le cœur.

— Est-ce que l'amidon de notre pain est le même que celui qui sert à amidonner mes cols et mes manchettes ?

— Absolument le même. Tu peux t'en convaincre en pressant une poignée de pâte et en la lavant sous un léger filet d'eau, dans une cuvette. L'eau blanche qui tombera dans le vase contiendra l'amidon qui se déposera au fond de la cuvette et pourra être recueilli et séché pour le conserver. La pâte qui résistera au lavage est le gluten ; c'est-à-dire une matière azotée, très liée, très filante, qui s'allonge comme de la pâte de guimauve.

Les lingères, qui ignorent l'influence de la salive sur l'amidon, gâtent souvent leur ouvrage en été, durant la saison des mouches.

Lorsque ces bestiolettes sont assez mal élevées pour laisser des traces d'incivilité sur les travaux blancs comme neige de ces dames, tu vois la repasseuse mouiller son doigt avec de la salive et enlever la tache de l'insolente bête. La tache a bien disparu ; mais l'amidon a disparu également. La salive a changé cet amidon en sucre et le sucre a fondu sous le dernier coup de fer destiné à sécher l'endroit humide. Il n'y a plus d'amidon.

Voilà pour le premier laboratoire chimique.

Quant au second, à l'estomac, il sécrète 500 gr. de suc gastrique à l'heure par les 5.000.000 de glandes que tu as visitées un jour.

Comme la salive, le suc gastrique a aussi son principe actif qu'on appelle *pepsine*. Les matières azotées, viandes, gluten, etc., arrivent pures dans l'estomac où elles sont *fondues*, *désagrégées*, réduites en eau, en chyme, par le suc gastrique et la pepsine.

Une bouchée de viande crue ou cuite fond dans la pepsine comme du sucre dans l'eau.

Claude Bernard a démontré l'action du suc gastrique et surtout de la pepsine sur les matières azotées.

L'illustre physiologiste avait un chien qui lui fournissait, à toute heure, le suc gastrique dont il avait besoin. Ce chien vécut plusieurs années avec une fistule gastrique, sans que sa santé parût le moins du monde altérée de cette perforation de l'estomac, où se trouvait fixé un petit robinet destiné à l'écoulement du liquide digestif.

— Mais on a fait un procès à M. Claude Bernard à cause de cela?

— Oui. Un jour, le brave chien à fistule eut la

fantaisie de quitter le Collège de France, et de s'aller promener dans le quartier Saint-Michel où il fit la rencontre du commissaire de police.

Le sévère fonctionnaire s'empara du caniche et fit un procès à M. Claude Bernard, pour cause de mauvais traitements envers les animaux domestiques.

Quelques explications persuadèrent, au rigide commissaire que le chien devait être rendu à ce *cruel* professeur de physiologie, dont il ne comprenait guère l'étrange fantaisie.

Enfin, dans le troisième laboratoire, le duodenum, s'opère la *dissolution*, l'*émulsion* des corps gras, des huiles et des graisses, à l'aide de deux alcalis : la bile et le suc pancréatique. Ces corps gras sont *réduits en savon*. Tu sais, par expérience, que, lorsqu'on oublie son savon dans l'eau de sa toilette, on ne le retrouve plus le lendemain : il est fondu. Je viens de dire aussi qu'il y a toujours de l'eau dans le tube digestif pour fondre ce savon.

Ainsi, pain, viande et graisse fondent dans l'eau après une préparation spéciale subie dans leur laboratoire respectif.

Pour manger du pain, des gâteaux, de la bouillie, des féculents, il faut de la diastase salivaire pour transformer ces matières alimentaires en sucre, d'abord, puis en matières assimilables, réparatrices de nos tissus.

Pour manger du gluten, du pain de gluten donné aux malades qui n'ont pas de diastase salivaire, de la viande, des aliments azotés, il faut du suc gastrique, de la pepsine.

Pour manger des huiles et des graisses, il faut de la bile et du suc pancréatique.

De là cette loi d'hygiène dont nous allons parler tout à l'heure à l'article MALADIE :

Pas de *tabac* ; pas *d'alcool*. Le tabac corrompt les effets physiologiques des glandes salivaires ; l'alcool détruit les glandes de l'estomac, engraisse le foie, corrompt la bile, et pervertit les phénomènes de la vie.

Réfléchis bien à ce que tu viens de voir et d'entendre, car tu ne comprendras la leçon de demain qu'à la condition de bien retenir celle d'aujourd'hui.

— Je n'oublierai rien, Petit Poucet. J'ai pris des notes pour aider ma mémoire à se rappeler tout ce que tu m'as dit. Adieu !

— Adieu, Arnould.

QUATRIÈME EXCURSION

VOYAGE A TRAVERS LES DIGESTIONS LABORIEUSES ET LES RÉACTIFS DE LA DIGESTION

I

Causes qui favorisent la digestion.

Nous visiterons aujourd'hui des estomacs affaiblis, ainsi que les bons et les mauvais réactifs chimiques des creusets vivants de la machine humaine.

Les causes qui favorisent la digestion peuvent être classées dans les trois catégories suivantes·

1° **Les causes chimiques.**

2° **Les causes mécaniques et physiques.**

3° **Les causes morales.**

Les causes chimiques sont dépendantes de la nature des sécrétions salivaire et gastrique, de la sécrétion et de la nature de la bile, du suc pancréatique ou du suc intestinal.

La diastase pure et abondante transformera

l'amidon en sucre avec une plus grande rapidité que si elle est impure ou en quantité insuffisante.

De là, la nécessité de mesurer la quantité d'aliments féculents à la quantité de salive que peuvent sécréter les glandes salivaires d'un enfant, d'un adulte ou d'un vieillard.

Dans l'estomac, la digestion sera d'autant plus rapide que cet organe sera plus énergique, que ses glandes sécréteront une plus grande quantité de suc gastrique, et que cette sécrétion sera plus riche en *pepsine*, agent actif, comme tu te le rappelles, pour l'émulsion des aliments azotés.

Il en est de même en ce qui concerne la digestion qui se continue dans le duodenum et dans l'intestin. Cette phase digestive sera toujours en raison directe de la bonne qualité et de la quantité des liquides digestifs sécrétés, et, par conséquent, de la santé parfaite des organes ou glandes de sécrétion.

. . . .

. . . .

Les causes mécaniques et physiques sont aussi d'une importance très grande dans l'acte de la digestion.

Rien ne sera plus favorable à une bonne digestion qu'une mastication complète des aliments, avant de les précipiter dans le tube digestif.

Une bonne déglutition ; une contraction parfaite

de tous les muscles qui favorisent et produisent cette déglutition dans tout le tube digestif; l'activité et la vitalité de l'estomac dont le travail sera rendu plus facile, si les dents se sont bien acquittées de leur fonction et ont bien trituré les aliments.

N'oublie pas que, si la mastication est incomplète, l'estomac sera obligé de la compléter..... et l'estomac de l'homme, moins privilégié que celui des sauterelles du désert, *n'a pas de dents*.

— Comment! les sauterelles ont des dents dans l'estomac?... Elles sont comme les poules, alors?

— Avec cette différence que, chez les poules et les autres oiseaux, ces dents sont représentées par de petits cailloux que l'animal ramasse pour faciliter le broiement des graines dans son gésier, tandis que chez la sauterelle ce sont des organes spéciaux, des dents naturelles.

Enfin les mouvements *vermiculaires, péristaltiques* des intestins, mouvements que l'on remarque sur l'intestin d'un lapin qu'on vient de tuer, doivent s'exécuter librement, régulièrement et normalement. Il ne faut pas trop se serrer le ventre ni la taille. Il faut tâcher de se procurer un exercice modéré après le repas. Une courte promenade dans le jardin ou dans le salon est d'un précieux secours dans les phénomènes généraux de la digestion des personnes sédentaires, qui se livrent aux occupations de l'esprit.

Enfin, s'approcher du foyer, en hiver, *tout en s'y tenant bien éveillé*, et remettant à quelques minutes plus tard la lecture du journal qui, dans un pareil moment, pourrait avoir trop de vertu narcotisante.

. . . .

. . . .

Les causes morales, que l'on devrait appeler, de préférence, *causes intellectuelles*, ont une influence directe et très active sur les actes multiples de. la digestion. Les causes morales sont les plus nombreuses parmi celles qui amènent la perturbation générale des organes digestifs.

Pour qu'une digestion se fasse vite et sans accidents, il est nécessaire qu'aux conditions énoncées ci-dessus on joigne le *contentement d'esprit*, une joie modérée, une conversation agréable plutôt légère, gaie, que trop sérieuse ou triste, roulant sur des sujets bien connus de tous les convives qui assistent au repas.

Faire tout son possible, enfin, pour *maintenir l'esprit dans les conditions d'un estomac satisfait*, tout en se gardant bien, cependant, de donner, au temps employé à réparer les parties organiques, plus d'importance qu'il ne doit réellement en comporter. Voilà ce qu'il est urgent de savoir à tous les âges de la vie raisonnable.

— Je ne l'oublierai pas, Petit Poucet. Je me rappellerai toujours que pour bien digérer, bien se porter afin de pouvoir bien travailler, il faut avoir une bonne sécrétion salivaire, de la diastase bien pure ; il faut que nos intestins *remuent* bien librement, qu'ils ne soient pas étranglés dans nos ceintures de gymnastique ; que nos dents travaillent bien ; qu'elles écrasent complètement nos aliments afin de ne pas fatiguer notre estomac à cette besogne. Enfin, être gai à table, sans être bruyant, et ne pas dormir ni faire de gymnastique violente durant les deux heures qui suivent le déjeuner ou le dîner.

— Bien.

Causes qui retardent ou empêchent la digestion. — Le cancer
du fumeur. — La barre d'estomac.

Ces causes sont nombreuses. Il faut les bien
connaître afin de les éviter.

Je les diviserai aussi en :

1° **Causes chimiques.**

2° **Causes mécaniques et physiques.**

3° **Causes morales et intellectuelles.**

Les causes chimiques sont toujours dépendantes
des sucs fondamentaux de la digestion : la salive,
la pepsine, la bile, le suc pancréatique et les sucs
intestinaux.

Lorsque la sécrétion salivaire est suspendue ou
tarie, comme chez ce grand jeune homme que tu
as vu à l'hôpital sur son lit de douleur, la digestion
des féculents ne peut plus s'opérer, le pain ordinaire fatigue l'estomac: il faut nourrir les malades
avec du *pain de gluten.*

Mais si l'on ignore cette particularité ; si le
malade, comme cela arrive souvent, ne consulte
pas son médecin, on ne saura à quoi attribuer ce

sentiment de malaise qui se manifestera après chaque repas, ces douleurs de ventre, ces évacuations anormales et abondantes qui occasionnent, avec de la souffrance, le marasme, l'hypocondrie et l'amaigrissement.

Le même phénomène se présentera chez un tout jeune enfant à qui l'on fera manger *trop de bouillie.*

Cet aliment exige beaucoup de diastase salivaire. Chez le petit enfant, les glandes salivaires sont encore rudimentaires, très petites et ne peuvent produire assez de salive pour transformer tout l'amidon de la farine en sucre.

Une partie de cette farine est rendue *assimilable*, c'est-à-dire nourrissante ; mais l'autre partie de fécule, en excès, n'étant pas attaquée par le principe actif de la salive qui fait défaut, cette partie, en excès, traverse tout le tube digestif sans être absorbée par les canaux chylifères que je t'ai montrés l'autre jour. En parcourant ainsi le canal intestinal, ces parcelles d'amidon, inattaquées par la diastase, agissent sur la muqueuse intestinale de la même manière que la moutarde blanche, que les pépins de fraises, de raisins, que les pellicules ou les noyaux de cerises.

Cette action mécanique des corps étrangers sur la paroi interne du tube digestif amène une titillation irritante, qui excite la sécrétion des glandes digestives des intestins, augmente considérablement la quantité de liquide sécrété et cause, avec le flux de ventre, une fatigue très grande et un amaigrissement notable.

En changeant le régime de l'enfant ; en lui donnant des aliments où il entre moins d'amidon ; en donnant moins de bouillie, mesurant la quantité de cet aliment sur le degré de développement des glandes salivaires, la cause du mal disparaîtra et la guérison s'opérera d'elle-même.

— Je ne comprends pas bien comment l'amidon peut produire de l'eau dans les intestins ; peux-tu me l'expliquer, Petit Poucet ?

— L'amidon ne produit pas d'eau par lui-même, il irrite l'intestin qui en produit.

Tu peux te rendre compte du phénomène qui se produit dans le tube intestinal, par l'excitation provenant des corps qui n'ont été attaqués par les sucs de la digestion, en te rappelant les résultats de l'irritation causée dans l'œil par un grain de poussière ou de sable.

On éprouve, dans ce dernier cas, un sentiment de douleur oculaire vive ; l'œil s'emplit de larmes abondantes comme la tunique interne de l'intestin s'emplit d'eau.

— Le grain de sable dans l'œil produit une douleur insupportable, tandis que l'amidon, dans l'intestin, n'en provoque pas sensiblement.

— Il en provoque une considérablement moins

grande, en effet ; cela tient à l'insensibilité de l'intestin à toute irritation plus ou moins directe.

Si le suc gastrique fait défaut, s'il n'est pas sécrété en quantité suffisante, s'il ne renferme pas assez de pepsine ou que ce principe actif soit de mauvaise qualité, les matières azotées : gluten, viande, etc., ne seront pas attaquées ; ces aliments séjourneront longtemps dans l'estomac qu'ils fatigueront avant d'en tromper le portier que tu connais déjà, qui, malgré sa vigilance, livre parfois passage à des corps non chylifiés et dont le travail préparatoire n'est pas effectué. Il livre même passage à des billes de plomb, des couteaux, des rasoirs et des fourchettes, comme tu le verras demain.

C'est ainsi que certains corps, tels que les noyaux de cerises, peuvent franchir, *par surprise*, la porte qui sépare l'estomac du duodenum. Une trop grande quantité d'aliments azotés, de viande, de gluten, introduits dans l'estomac au moment du repas, peut occasionner une indigestion ; car l'estomac, malgré son énergie et sa *bonne volonté*, ne peut fournir qu'une quantité de suc gastrique limitée.

— Mais si le portier est incorruptible et entêté ?

— Si le pylore, prévenu, ne se laisse pas corrompre par de *fausses promesses*, il remplira sérieusement son rôle de cerbère, et, dans ce cas, n'ouvrant pas la porte du duodenum, les aliments seront chassés, par un mouvement antipéristaltique, c'est-à-dire de bas en haut, vers l'ouverture cardiaque, où ils prendront un *billet de retour*.

Quand la sécrétion biliaire fait défaut, quand le foie est malade, quand le suc pancréatique et le suc intestinal ne sont plus sécrétés, pour une cause ou pour une autre, les huiles et les graisses ne sont plus émulsionnées, le travail chimique interrompu devient incomplet, et l'on éprouve une foule de malaises ayant tous une cause commune : *La mauvaise digestion*.

Une trop grande quantité de graisse ajoutée à nos aliments peut produire ces malaises.

Une trop grande quantité d'huile introduite dans l'estomac, puis dans le duodenum, cause des perturbations assez énergiques.

C'est d'après ces connaissances chimiques et physiologiques que le médecin prescrit de l'*huile de ricin* à la dose de trente ou quarante grammes, à prendre d'une seule fois.

Toute cette huile arrivant dans le duodenum n'y rencontre pas assez de principes alcalins, de bile et de suc pancréatique pour y être *émulsionnée*. Une partie de cette huile est bien attaquée par les sucs de la digestion, mais c'est la moindre partie ; la plus grande quantité de ce corps gras continue sa marche, à l'état nature, dans l'intestin, et devient par cela même un des plus utiles purgatifs et des moins malfaisants, à cause de sa nature végétale.

. . . .

. . . .

Les causes mécaniques et physiques de l'indigestion dépendent de l'état plus ou moins parfait des dents, de la contraction plus ou moins vigoureuse et obéissante des muscles de la mastication et de la déglutition.

De la souplesse et de l'agilité de la langue.

De l'exécution plus ou moins complète des contractions involontaires du tube digestif tout entier.

De la contraction normale *régionnaire* des anneaux de la couche moyenne du tube, ou des mouvements péristaltiques.

L'exécution de toutes ces lois physiques est sous la puissance de causes nombreuses.

Force et vitalité des organes.

Jeunesse, force et vigueur qui accompagnent ordinairement cet âge.

Habitude de la sobriété. Conduite régulière. Travail soutenu, modéré et autres causes nombreuses qui se rapportent à l'état psychologique (intellectuel). Causes extrêmement variables suivant les sujets, les sexes, les tempéraments, et les milieux respectifs dans lesquels vivent ces sujets, tant au point de vue physique qu'au point de vue moral.

.   .   .   .

.   .   .   .

Les causes intellectuelles et morales jettent souvent la perturbation dans le travail réglé, autant qu'actif, de la digestion.

Je vais être obligé de toucher quelques points fort délicats dans l'histoire des *empoisonnements volontaires* que tant d'hommes honnêtes et intelligents pratiquent de gaieté de cœur tous les jours de leur vie.

Le *tabac* doit être considéré comme un de nos ennemis les plus acharnés. C'est un compagnon dangereux qui, s'enveloppant du plus atrophiant nuage pour frapper à coup sûr aux portes de l'Intellect, *a tué plus d'hommes que le canon*.

On compte par milliers les effets malfaisants occasionnés par la nicotine sur tous les organes de la digestion, par l'intermédiaire du *cerveau*.

Ils se trompent, ces gens du monde qui pensent que le tabac agit *toujours directement* sur l'estomac.

— C'est ce que je croyais aussi ; *tout le monde* le dit.

— *Tout le monde* a tort. Ce n'est que consécutivement que l'estomac est impressionné. L'on peut considérer tout le système nerveux sous l'influence

d'un malaise général, quand l'estomac souffre des
excès de la cigarette, du cigare et de la pipe.

Je ne parle pas de la prise.

Elle amène les mêmes accidents; elle produit sur
l'économie en général et sur la mémoire, la vue
et l'ouïe, en particulier, des ravages aussi profonds
et aussi irrémédiables que la fumée du tabac en
produit elle-même sur ces organes précieux.

Voyons ce qui se produit sur l'appareil salivaire
chez les personnes nerveuses qui fument.

Je passerai sous silence les accidents désagréables
plus ou moins sérieux qui se manifestent chez les
jeunes gens qui fument pour la première fois. Les
plus terribles fumeurs se rappellent toujours les
heures qui suivirent de près la dernière *bouffée* de
fumée de leur première pipe de tabac.

J'ai été témoin d'un accident terrible bien fait
pour préserver à jamais de l'usage de ce poison
populaire.

Un de nos camarades d'étude, jeune homme âgé
de dix-sept ans, n'avait jamais fumé, quand, après
une petite fête, on lui passe un cigare appelé *lon-
drès*. Il le prend, l'allume et le tient à sa bouche
environ une demi-heure.

Le malheureux cigare fut rallumé souvent pendant ces trente minutes ; car notre ami, *manquant
d'expérience*, l'avait laissé éteindre plusieurs fois.

Tout d'un coup, nous vîmes le pauvre garçon

pâlir, laisser tomber le cigare et appuyer sa tête sur sa poitrine.

— Qu'as-tu, Léon ? lui cria-t-on. Regarde-nous, relève la tête.

Le pauvre jeune homme n'entendait plus rien, ne voyait plus rien... *Il était empoisonné !*

Vite, nous le mîmes au lit, essayâmes, mais en vain, pendant deux heures de le réchauffer ; ce ne fut qu'à la troisième heure que la chaleur reparut dans les extrémités des pieds et des mains, et notre ami ne put se relever qu'après vingt-quatre heures de souffrances affreuses précédées de trois heures de mort apparente.

Dans des circonstances à peu près semblables, les accidents ont été assez violents pour amener la mort, ou des infirmités consécutives à ces mêmes accidents.

Je n'ai pour mon compte personnel rien de bon à dire en faveur du tabac.

— Est-ce que tu as fumé, toi, Petit Poucet ?

— Non, mais j'ai prisé une fois.

Un désir de *faire l'homme* avant l'âge provoqua cette envie ; mais je n'oublierai jamais les souffrances que j'ai endurées, la frayeur et la peine que j'ai causées à mes parents.

La fumée de tabac et le tabac en général constituent un des poisons les plus violents et les plus dangereux.

Si nous voulons constater l'énergie de ce poison, il suffit de mettre quelques gouttelettes d'extrait de tabac, de *nicotine*, sur la langue d'un chien. Aussitôt après l'application du liquide sur le muscle lingual, l'animal est pris de vertiges, tombe et meurt : il est foudroyé.

— Mais Mithridate s'était habitué au poison.

— Erreur ! l'organisme *ne s'habitue pas à l'usage fréquent d'un poison ; il le tolère*, mais c'est toujours à nos dépens. Un jour ou l'autre il se vengera de lui avoir imposé un hôte incommode et malsain, en nous rendant victime de ses caprices et de ses fantaisies nés du désordre et de la perturbation que nous lui avons despotiquement imposés.

Quand une personne nerveuse fume un cigare ou deux avant de dîner, un jour de fête surtout, il arrive presque toujours que cette personne, sans pour cela avoir pris trop de vin, fait une indigestion.

L'influence de la fumée du tabac sur les glandes salivaires a pour résultat, ou de faire sécréter anormalement ces glandes, ou d'en arrêter la sécrétion pour plusieurs heures.

De là, ou une grande quantité de salive sécrétée et rejetée avant de se mettre à table, salive qui contient la diastase salivaire indispensable à la décomposition de l'amidon en sucre, ou arrêt complet de sécrétion.

Dans un cas comme dans l'autre, l'amidon n'est pas attaqué, sa transformation n'a pas lieu et la digestion est difficile et lente quand il n'y a pas une indigestion.

— La pipe doit être beaucoup plus dangereuse que la cigarette et le cigare ?

— Non. Elle a un inconvénient de plus que ses deux autres complices et voilà tout.

— Lequel, Poucet?

— Celui d'engendrer le *cancer du fumeur*.

Beaucoup de vieux fumeurs préfèrent les pipes courtes et *culottées*, c'est-à-dire noires, sirupeuses, aux pipes longues et neuves.

Ces pipes courtes, vulgairement désignées sous le nom trivial de br...-g....., s'échauffent, brûlent la langue et les lèvres, dénaturent, atrophient les tissus et provoquent les plus affreuses et les plus répugnantes maladies : le *chancre* ou le cancer de la langue et des lèvres, qui nécessite toujours des opérations chirurgicales profondes et sanglantes, trop souvent inefficaces.

— Peut-on mourir de ces maladies ?

— Oui ; c'est la terminaison la plus commune de ce mal.

Mais là ne se bornent pas les effets malfaisants du tabac à fumer.

Il est peut-être nécessaire que je te dise que je n'excuse pas plus le cigare et la cigarette que la pipe. La cigarette est peut-être un peu plus malfaisante parce que l'on respire, en la fumant, une plus grande quantité de fumée.

Quand un homme a respiré la fumée de sa pipe et de sa cigarette pendant plusieurs années, le cerveau de cet homme est narcotisé, paralysé.

Le système nerveux de la *vie organique*, le grand sympathique surtout, est sensibilisé d'une façon anormale : le fumeur est très irritable.

L'absorption du poison se fait lentement.

La paralysie du cerveau se manifeste graduellement par la perte d'une partie ou de la totalité de la mémoire. par la perte totale ou partielle de l'ouïe et de la vue.

Je sais bien qu'on dit ceci : Tel homme fume depuis quarante ans et il n'a aucune infirmité. Je le sais, *mais cet homme a échappé au danger.* D'autres peuvent également n'éprouver aucun symptôme alarmant ; *mais là n'est pas la règle générale, où ne se trouvent que les exceptions.* Que d'hommes, à côté de ceux-là, qui seront *maladifs, nerveux, agacés, maussades, hypochondriaques, d'un caractère insupportable* pour ceux qui vivent en leur société, d'un emportement quelquefois dangereux, sous le coup d'une *douleur morale* qui les assiège continuellement, sans qu'ils s'expliquent pourquoi ce souci et cet ennui quand tout semble leur sourire et devoir les rendre heureux !

Combien d'hommes, encore, l'on croit heureux et qui sont malheureux, parce qu'ils sont *affectés* de cette terrible disposition d'esprit qu'on appelle vulgairement : *La maladie noire !*

Combien comptons-nous de ces *pauvres maniaques* qui fuient jusqu'à la société de leurs femmes et de leurs enfants ; qui *croient fermement* que tout le monde leur en veut, les délaisse, les néglige ! Que d'hommes, enfin, dont la vie n'est qu'un enfer perpétuel et qui tiennent tous ces maux d'un usage immodéré de la pipe, du cigare ou de la cigarette... ou de l'abus des plaisirs !

— J'entends dire tous les jours que l'*usage* du tabac n'est pas mauvais.

— Où *finit l'usage* (qui n'est jamais bon) du tabac ? Où en commence l'abus, qui est toujours funeste ? Voilà ce que personne n'a jamais pu déterminer.

J'ai dit tout à l'heure que le *grand sympathique* était sensibilisé d'une façon anormale par l'action continue de la nicotine sur le cerveau.

En effet, il existe, entre le système nerveux de la *vie animale* et celui de la *vie organique* une relation directe, comme tu l'apprendras bientôt.

L'estomac et tous les organes du tube digestif sont sous l'influence du grand sympathique et du pneumogastrique.

Le pneumogastrique est ce nerf que tu aperçois

là, lançant des rameaux à l'estomac, et qui prend racine dans la base du cerveau.

Ces deux agents, vigilants et délicats, sont donc en rapport immédiat avec le cerveau, et sont exposés à souffrir et à être mis en *branle-bas de combat* par tout ce qui fait souffrir et bouleverse le cerveau lui-même.

Mais ce nerf capricieux, *ce moi dans le moi*, ce chimiste infatigable et d'une précision mathématique, peut, s'il est influencé par une *cause directe* ou *indirecte*, provoquer les plus grandes perturbations dans les actes de la digestion.

J'ai dit : Influencé par une *cause directe* ou *indirecte*, et cela avec intention.

La fumée du tabac influence directement le cerveau et le nerf pneumogastrique, et indirectement le grand sympathique.

Le jour où un fumeur ne peut plus digérer, ce jour-là qu'il regarde sa pipe et l'interroge pour savoir si, véritablement, ce *petit objet de luxe*, assez malpropre et d'assez mauvaise odeur, lui a procuré, dans le cours de sa vie, une dose de plaisir égale à la somme de douleur qu'il accumulait en même temps, jour par jour, sur sa tête.

Préservons-nous du danger !... C'est si facile !

Mais là ne se bornent pas toutes les causes morales qui entravent le travail de la digestion.

La barre d'estomac. Nous entendons tous

les jours des hommes nous dire : Je dînais avec plaisir, j'en étais au dessert, quand tout à coup, à l'audition de tel ou tel fait, à la vue de tel ou tel spectacle, j'ai ressenti une *barre d'estomac*. A partir de ce moment j'ai éprouvé de vives douleurs dans la région de cet organe, des bourdonnements d'oreilles, des vertiges, des maux de tête, jusqu'au moment où l'estomac, par un effort énergique, a secoué le joug des aliments.

En effet, une secousse morale quelconque, lorsqu'elle est un peu vive, peut causer une indigestion.

Et cependant, que de fois nous nous exposons imprudemment à recevoir ces secousses !

Que d'hommes, que de commerçants qui se font apporter leurs lettres d'affaires, leurs dépêches, pendant le repas ! Il y en a même qui, pour répondre à ces missives, interrompent leur déjeuner ou leur dîner.

Ces hommes ont tort. Ils ignorent ou ils oublient que, s'il n'est jamais permis de *vivre pour manger*, et encore moins *pour boire*, il est permis de *manger pour vivre;* que c'est même un devoir pour tout homme qui travaille et veut bien travailler, et une loi pour tout le monde, loi immuable, celle-là, que la volonté des humains ne saurait changer sans payer fort cher son imprudence et sa témérité.

Je suis, par goût et par tempérament, l'ennemi juré des excès qui se commettent à table ; mais je blâme sévèrement les hommes intelligents qui, *sous prétexte de brûler le temps,* prennent leurs repas en s'occupant en même temps d'affaires trop sérieuses.

D'autres, plus incorrigibles encore, *et plus sérieusement malades,* lisent leur journal à table.

Sans parler de la gaieté qui règne autour d'eux, dans un moment où la famille pourrait trouver quelques minutes d'épanchements mutuels, constatons qu'une bonne ou une mauvaise nouvelle peut tomber sous leurs yeux et leur procurer une *barre d'estomac.*

Je sais ce qu'on répond à cela :

« Le tracas des affaires, le mouvement dans lequel je suis lancé m'empêchent de jeter un coup d'œil sur la politique, en dehors des heures de repas. »

Très bien, mais voici la réponse d'un hygiéniste :

« Vous êtes surchargé de besogne... Vous ne sauriez lire le journal à une autre heure que celle du déjeuner.

« Mais si vous mangiez sans lire, vous pourriez, en trente minutes, avoir déjeuné, pris votre café, et causé aux personnes qui sont avec vous.

« En lisant, vous restez une heure à table ; vous mangez assez peut-être, mais sous le coup d'un esprit animé, chauffé, fiévreux ; vous ne parlez à personne, comprenez mal votre lecture et compromettez votre santé. »

Ce n'est pas tout.

Il fallait gagner du temps, dit-on. Oui, mais l'on a compté sans *le moi du moi* ; on ne peut pas le commander, celui-là.

On l'a forcé à faire deux choses à la fois ; *il a cédé... mais n'a pas obéi.*

Le travail digestif, interrompu plusieurs fois, a fatigué l'estomac. La mastication incomplète vient ajouter une difficulté de plus au travail de perfectionnement qui a lieu dans cette cavité.

Enfin, voilà des hommes qui sont tous les jours sous le coup d'une *digestion pénible* qui les tient sous sa loi pendant 3, 4 ou 5 heures ; qui leur fatigue l'esprit, les lasse, leur fait perdre quatre fois plus de temps, par la souffrance qu'elle leur procure, qu'ils n'en auraient perdu pour déjeuner deux fois ; qui leur fait trouver le travail pénible, difficile, les employés peu soigneux ; qui, enfin, puisqu'il faut dire le mot, les rend maussades toute la journée avec le personnel au milieu duquel ils sont obligés de vivre.

Ont-ils gagné beaucoup de minutes en prélevant le temps de la lecture de leur correspondance sur celui de leur déjeuner?... J'en doute...

Le trou normand, que tu as vu pratiquer, est une cause d'indigestion de plus à noter. L'estomac tressaille d'abord sous l'éperon alcoolique, mais se paralyse et s'endort bientôt après. Comme les apéritifs, *le trou normand* n'est qu'une fausse clef de l'estomac.

Tiens-toi prêt pour demain à huit heures du matin. Nous assisterons à la visite du médecin de l'Hôtel-Dieu.

— A la clinique ?

— Oui.

— Mais n'y a-t-il pas de danger ?... Les maladies sont-elles contagieuses ?

— Non, poltron.

Nous ferons également un tour dans l'estomac des *boulimiques* et des *avaleurs de sabres*, de cailloux, de couteaux, de rasoirs et de fourchettes.

— Est-ce que ce sont des sabres naturels qu'ils avalent ?

— Tu le verras demain.

CINQUIÈME EXCURSION

VOYAGE A TRAVERS LES MALADIES ET LES CURIOSITÉS
SCIENTIFIQUES DU TUBE DIGESTIF ; CANCERS DE L'ES-
TOMAC ET DU PYLORE ; GASTRALGIES ; BOULIMIQUES ;
AVALEURS DE SABRES.

I

Maladies de la bouche et du tube digestif.

La stomatite. — Parmi les maladies de la cavité buccale, la *stomatite* est assurément une des plus communes. Elle est caracrérisée par l'inflammation de toute la membrane muqueuse de la bouche, avec une sensibilité très grande de cette membrane.

Le malade ne peut prendre aucune espèce d'aliment à cause de la sensibilité extrême de la langue, des gencives et de la partie interne des joues.

Cette maladie se déclare le plus souvent chez les fumeurs incorrigibles, après une fête et une partie de plaisir où la pipe, le cigare et la cigarette ont été un peu trop cultivés ; elle est encore consécutive à l'absorption d'aliments trop chauds. La *diète* et l'abstention de fumer amènent une guérison rapide.

FORMULES CONTRE LA STOMATITE SIMPLE

Gargarismes émollients, tels que l'eau de guimauve et le lait ; la décoction de dattes et de jujubes ; l'eau d'orge miellée ; la décoction de guimauve et de têtes de pavot, etc.

Gargarismes astringents de noix de galle, de feuilles de noyer, de feuilles de sauge, de romarin.

Gargarismes d'eau tiède légèrement alcoolisée ou salée ou camphrée.

La gencivite. — La gencivite est causée par l'inflammation des gencives seulement.

C'est une maladie assez commune chez les personnes qui habitent les bords de la mer, et chez celles d'un tempérament lymphatique.

La gencivite des femmes enceintes. — Il y a une gencivite qui est spéciale à la femme qui va être mère.

Cette maladie fait des progrès rapides quand on ne la combat pas. Les gencives saignantes et rouges se détachent des dents qui, privées de leurs supports, branlent dans leurs alvéoles, se déchaussent et tombent.

J'ai connu une malade dont les dents, complètement déchaussées, ne tenaient plus par leurs racines dans les os maxillaires, et pouvaient sortir de leurs cavités sans le moindre effort. On aurait dit que ces dents avaient été enfoncées dans les trous des arcades dentaires *comme des chandelles dans des chandeliers*.

Cette maladie est causée par l'état anormal de la femme, et elle pourra disparaître sans remède; mais, avant de disparaître, elle peut causer des ravages sérieux si on ne la combat pas.

Pour la faire disparaître en quelques jours, il suffit de faire des gargarismes avec une solution de chlorate de potasse.

Par l'influence de ce sel, on ramène à l'état alcalin la salive qui, *sous l'influence d'une indisposition passagère, avait acquis des propriétés acides*. Il faut continuer le remède si l'état morbide ne s'améliore pas.

Le *même état*, chez les jeunes sujets surtout, amène parfois des névralgies dentaires intolérables. On croit qu'*une* dent est cause de tout ce désordre et de tant de souffrances, ou que *deux, trois dents* sont malades. On se rend à la hâte chez le dentiste qui, n'étant pas physiologiste, a le droit d'ignorer la cause de la souffrance, et arrache la dent ou les dents qu'on lui désigne.

On revient chez soi avec la névralgie dentaire, mais avec quelques dents bien blanches et bien saines de moins.

J'ai eu l'occasion de rencontrer deux dames qui portaient des rateliers artificiels de dents magnifiques. Ces rateliers avaient été garnis par les douze ou quatorze dents que ces dames avaient cru devoir faire extirper, pour se soustraire à une douleur qui persista jusqu'au moment où la cause des perturbations nerveuses disparut, c'est-à-dire jusqu'à leur *délivrance*.

FORMULE CONTRE LA GENCIVITÉ DES JEUNES MÈRES ET LA GENCIVITÉ COMMUNE

Potion gommeuse avec 4 grammes de chlorate de potasse... ou mieux : *Gargarismes* suivants :

Chlorate de potasse.	20 gram.
Véhicule	500 —

FORMULE D'UN EXCELLENT DENTIFRICE ASTRINGENT POUR LES GENCIVES SAIGNANTES DES ENFANTS ET DES ADULTES

Alcool à 33°	1000 gram.
Kino vrai.	100 —
Racine de rathania	100 —
Teinture de baume de tolu.	2 —
Teinture de benjoin.	2 —
Essence de menthe.	2 —
Essence de canel de Ceylan.	2 —
Essence d'anis	1 —

Se gargariser la bouche matin et soir avec cette composition. Après chaque repas se gargariser avec un demi-verre d'eau dans laquelle on aura fait fondre une cuillerée à café de gros sel de cuisine, (chlorure de sodium).

Le verre de vin après le potage. — Ne buvons jamais un verre de vin *froid* après avoir mangé un potage chaud, ou très chaud, comme cela se pratique quotidiennement.

Cette pratique, plutôt basée sur une vieille coutume irréfléchie que sur une intelligente et utile observation, entraîne presque toujours après elle la ruine partielle ou complète des dents, avec les névralgies dentaires et faciales.

Rien n'est plus anti-hygiénique pour les dents, que ce brusque changement de température de la cavité buccale.

Le Ptyalisme, ou **Sialorrhée,** ou **Salivation,** est caractérisé par une sécrétion abondante de salive insipide ou styptique, inodore ou fétide, sous la peau de la muqueuse buccale ou des glandes salivaires.

Ce *flux salivaire* donne lieu à une sécrétion quotidienne de 2 à 4 kilogrammes de salive : c'est une cause sérieuse d'affaiblissement.

Le Ptyalisme se déclare souvent dans la grossesse, sous l'influence d'une contrariété ou d'un état nerveux aigu. On a vu la quantité de salive assez abondante pour remplir l'arrière-bouche et occasionner la suffocation. Cette maladie est quelquefois chronique et, dans ce cas, les remèdes ont peu d'efficacité.

C'est le cas du père Jérôme, ton voisin.

— Oui. Ce brave homme a toujours une éponge dans la bouche ; fait-il bien ?

— Non ; les corps étrangers dans la bouche provoquent la salivation.

— Mais que faut-il faire ?

— Dans les cas aigus, passagers, c'est-à-dire dus aux influences nerveuses et aux perturbations momentanées de l'organisme, comme dans le cas de la maternité, le sulfate de quinine, 1 à 2 grammes par jour, réussit bien ; on emploie aussi, avec succès : les préparations de fer et de quinquina ; les antispasmodiques ; l'hydrothérapie savante et scientifiquement appliquée dans un Hammam ; l'opium, 20 à 40 centigrammes par jour, purgatifs ; sudorifiques et massages, afin de provoquer un dérivatif par la peau.

Le médecin, seul, doit diriger ce traitement.

L'œsophagite. — L'œsophagite, causée par l'inflammation de la muqueuse de l'œsophage, est souvent provoquée par des brûlures dans la déglutition d'aliments trop chauds, comme pour la stomatite que tu viens de voir.

Gastralgie, Gastrite. Cancer de

l'estomac et du pylore. — La gastralgie et la gastrite sont deux maladies de l'estomac. La première est due à des troubles nerveux de causes nombreuses et différentes ; la seconde est due à l'inflammation de la muqueuse de l'estomac.

Le cancer de l'estomac est une maladie extrêmement rare, ainsi que le cancer du pylore. Les personnes qui souffrent dans la région épigastrique ont tort de s'effrayer et de se croire atteintes de maladies incurables ; rien n'est plus rare que les maladies cancéreuses que tant de malades croient avoir.

Il ne coûte pas plus, en effet, *quand on se donne*, avec le concours de l'imagination, une maladie dans un organe où l'œil ne peut plonger, il n'en coûte pas plus, disons-nous, *de se donner la plus sérieuse et la plus redoutable* des maladies qui puissent affecter cet organe. N'a-t-on pas que l'embarras du choix ? Combien de gens du monde qui meurent à 70 ou 80 ans d'anémie et de vieillesse et qui, à trente ou quarante ans, disaient : *Je mourrai à cinquante ans, comme Monsieur un tel ou tel ;* j'ai la même maladie que lui, j'ai un cancer du pylore ou de l'estomac… en ajoutant : Mon médecin ne me le dit pas dans la crainte de m'effrayer ou d'attrister ma famille ; mais *j'ai lu, j'ai deviné sur son visage* ce qu'il pensait de moi… Je suis condamné !

Heureux condamnés qui attribuent à une maladie organique un simple trouble nerveux causé par les soucis de la fortune, de l'ambition, de la gloire, ou de toute autre passion, et qui meurent en paix *quarante ans après leur condamnation arbitraire !* Ces gens-là ne devraient pas oublier d'affirmer, avant de mourir, que *leur cancer* était *un bon enfant !*

— Que faut-il faire, dans ce cas?

— Il faut être sobre ; faire usage d'aliments féculents et de lait ; ne pas fumer ; ne pas boire de liqueurs fortes ni manger d'aliments trop épicés. Il faut surtout se mettre à l'abri des émotions violentes, des tourments, des chagrins, des soucis ; il faut, en un mot, tâcher de jouir du contentement de l'esprit et de la satisfaction du cœur.

Entérite. — *L'entérite* est causée par une inflammation de l'intestin.

FORMULES CONTRE L'ENTÉRITE ET LE FLUX DE VENTRE.

Lavement de morphine, 1 à 2 centigrammes pour 500 grammes d'eau d'amidon.

Lavements avec la décoction de 20 grammes de têtes de pavot, et 20 grammes d'amidon.

Lavements d'amidon laudanisé, dix à douze gouttes de laudanum.

Sous-nitrate de bismuth, 5 à 20 grammes en poudre, en pastilles ou en potion, par jour. Tenir le ventre bien chaudement au moyen de flanelle ou de ouate.

Péritonite. — La diète, le repos et les

astringents combattent avantageusement cette maladie quand le médecin est appelé à temps, et que la malade, ou le malade, se conforme rigoureusement à ses prescriptions.

La péritonite est caractérisée par une inflammation totale ou partielle du péritoine, c'est-à-dire de l'enveloppe préservatrice des intestins.

C'est une maladie qui se manifeste chez les deux sexes, dans toutes les phases de la vie et à tout âge, quelquefois après une longue course à pied, à cheval ou en voiture, etc. Elle est plus fréquente chez la femme.

Les applications promptes d'eau froide et de glace sur les régions malades apportent souvent un grand soulagement. Mais le traitement contraire est quelquefois indiqué et le médecin seul peut être juge en pareille circonstance.

Nous ne saurions trop recommander aux malades, qui éprouvent des douleurs vives dans la région abdominale, d'appeler promptement le médecin et de ne pas attendre, comme cela a lieu quelquefois, que les vomissements se produisent avant d'appliquer un remède énergique et sûr. Tu viens de voir deux malades atteintes de péritonite. Le médecin a fait appliquer de la glace pilée sur la région douloureuse de la première, et des émollients chauds sur le mal de la seconde. Toutes deux ont éprouvé du soulagement.

— Comment le médecin peut-il deviner cela tout de suite ?

— Par l'étude appronfondie qu'il a faite des maladies, des tempéraments et des passions humaines.

Je pourrais terminer là l'histoire des maladies du tube digestif ; mais je pense qu'il ne sera pas inutile de tracer, en quelques lignes, les ravages épouvantables causés sur la muqueuse de l'estomac par l'usage immodéré, autant que continu, des liqueurs alcooliques.

Tu rapporteras mes paroles à tes camarades dont quelques-uns sont déjà des *étudiants*, des *hommes !*

— Je n'y manquerai pas, Poucet.

Ravages de l'alcool sur l'estomac.

— Non seulement cette funeste liqueur fait descendre l'homme dans les bas-fonds de la société, le plonge à cent pieds au-dessous de toutes les couches sociales ; mais encore elle s'attaque à son animalité, elle détruit la pièce la plus précieuse de sa machine, *elle tue le père de famille* pour en annihiler plus sûrement tous les membres.

Ecoute bien et tu sauras comment un homme, qui se croit très sobre, peut s'alcooliser presque complètement en moins de 20 ans.

On pense généralement que l'ouvrier qui fête le

dimanche, ou deux fois par mois seulement, est voué à l'alcoolisme, puisque ces jours de gaîeté le ramènent à la maison *dans un état d'équilibre instable.*

On croit aussi, ou l'on fait tous ses efforts pour croire, que *l'homme bien élevé* qui ne *se grise* jamais, du moins aussi complètement que l'ouvrier, échappe aux dangereux effets de l'alcool.

Dans les deux cas, on peut se tromper.

L'ouvrier qui ne fête la *dive bouteille* que le dimanche, boit de l'eau dans la semaine, ou se contente de peu de vin, manque d'argent pour acheter de l'eau-de-vie : il n'y a donc pas, chez lui, absorption continue d'alcool.

Je ne parle ici que du bon ouvrier, celui qui aime son travail, ne fait pas le lundi et ne s'amuse que les jours de fête.

Dans ce cas, cet ouvrier ne fait pas un usage continu des liqueurs fortes. La semaine dissipe les vapeurs du dimanche, et il échappe à l'empoisonnement.

Je n'ai pas besoin d'ajouter que cet ouvrier serait plus sage encore, et moins incommodé, s'il était sobre tous les jours.

Mais soyons indulgent.

Que fait l'homme qui a de l'argent et du temps, qui ne se grise jamais complètement, n'arrive même que très rarement à la période gaie de l'ivresse, mais qui, malgré cela, prend *en moyenne,* *tous les jours,* deux ou quatre verres de vermouth ou deux verres d'absinthe, trois verres de bière le matin et trois verres le soir, une bouteille de vin à chaque repas, deux cafés par jour et deux ou trois petits verres d'eau-de-vie avec une *chartreuse,* un raspail ou un kirsch ?

Voilà un régime quotidien que je n'exagère pas, et qui est celui de bon nombre de personnes de ta connaissance, *gens qui se croient très sobres,* et qui, pourtant, font tout ce qu'il faut faire pour arriver après quinze, vingt ou vingt-cinq ans de cette existence, à l'alcoolisation la plus complète et la plus radicale.

Chez ces hommes, tous les tissus sont imbibés d'alcool ; le cerveau devient paresseux, il ne produit que *par secousses* quelques fruits trop verts ou trop secs... quand l'abus de la pipe et autres fatigues s'ajoutent à ce régime mortel ; tu entends ces hommes se plaindre tous les jours de malaises nombreux et de toutes espèces... D'autres vous font l'aveu que le matin, lorsqu'ils sortent de leur chambre, et qu'ils veulent marcher un peu vite ou se baisser pour ramasser quelque objet de toilette, *ils éprouvent des étourdissements, des vertiges, ils chancellent et sont tentés de marcher à reculons...*

Beaucoup éprouvent des douleurs inouïes dans

l'estomac et l'œsophage ; un pirosis intense les incommode pendant plusieurs heures. Ils ont *des pituites douloureuses...* et ils ajoutent, *les malheureux !* qu'ils ne recouvrent la santé qu'au moyen d'un vermouth à l'eau, ou *pur,* ou d'un verre de vin blanc... etc., sans se douter que ce régime, aussi insensé que barbare, les conduit à grandes guides *dans le pays nuageux des alcoolisés.*

D'autres, encore, plus incorrigibles, doublent les doses énoncées plus haut. Ils arrivent plus rapidement à l'affaiblissement des facultés intellectuelles. Que les revers de fortune viennent à inquiéter ces *joyeux viveurs,* qu'une catastrophe inattendue vienne, tout à coup, les plonger dans la misère ; ces malheureux dont le cerveau, déjà ramolli, est incapable de se livrer à un travail sérieux, ces malheureux, dis-je, demandent au vin la consolation qu'ils devraient demander à l'étude. Dautres, enfin, plus affaiblis et plus malades, perdent complètement la raison et viennent peupler nos cabanons, quand une fin plus tragique encore ne vient pas ajouter la honte à la douleur et au désespoir de leur famille.

Un simple coup d'œil, jeté sur les statistiques, montre que la plus grande partie des cas d'aliénation mentale est due aux abus des liqueurs alcooliques.

— Mais pourquoi les hommes se grisent-ils ? Les femmes ne se grisent pas.

— Il y a aussi des femmes qui se grisent, mais relativement peu, surtout en France. En Angleterre et en Allemagne l'alcoolisme féminin est beaucoup plus commun dans toutes les classes de la société.

Jetons un voile sur ce triste tableau, et voyons maintenant quels sont les avantages qui résultent d'une *bonne hygiène et de la sobriété.*

Nous remarquons tous les jours dans la société, chez le riche comme chez le pauvre, de ces exemples de sobriété. Nous voyons des hommes qui n'ont jamais abusé ni du tabac à priser, ni du tabac à fumer, qui n'ont même jamais prisé ni fumé, qui ignorent ce que c'est que l'ivresse, qui ne prennent aucune liqueur forte, jamais ou presque jamais d'eau-de-vie

Comparons ces hommes-là. ces vieillards, à nos viveurs. L'avantage restera toujours en faveur de la sobriété, à quelque point de vue qu'on se pose, si l'on n'oublie pas, toutefois, que l'un termine sa carrière noblement remplie, tandis que l'autre ne songe pas encore à commencer la sienne.

La sobriété quintuple les chances de la longévité. Je sais bien qu'on ne manquera pas de me dire : Voyez mon père, mon oncle, mon grand-père ; il a cent ans, et cependant, depuis soixante-dix ou quatre-vingts ans, il fume pour cinquante centimes de tabac par jour, il boit un demi-litre d'eau-de-vie dans une journée, etc., etc.,

En prenant l'exception pour la règle, les conclusions frisent l'absurde.

Quand nous voyons, à Paris, courir, les pieds nus dans la neige, un de ces petits habitants de nos montagnes, de ces enfants qui promènent leur marmotte, nous ne manquons pas de dire : Voyez ce petit Savoyard, ce joli garçon aux joues roses et fraîches, comme il jouit d'une riche santé, tandis que nos pauvres petits, dont nous prenons tant de soin, meurent comme des mouches en automne !

Mais, en raisonnant ainsi, on ne songe pas au nombre prodigieux des pauvres petits êtres qui ont dû passer *à travers le crible* aux mailles duquel l'enfant robuste, que l'on admire, s'est accroché.

Si l'alcool était administré, à de faibles doses, à de jeunes enfants, on verrait bientôt ces pauvres petites créatures maigrir, puis mourir dans les convulsions, comme cela arrive lorsque certaines nourrices mercenaires endorment leurs bébés, en leur faisant avaler de l'eau-de-vie ou du rhum, afin de vaquer plus tranquillement à leurs affaires ; ces pauvres enfants sont tués lentement ou réduits à un état d'imbécillité plus ou moins prononcé.

Si l'on dépose un morceau de maigre de viande dans l'alcool, cette viande prend bientôt une consistance dure et devient fortement colorée en rouge-brun.

Le même phénomène se produit sur l'estomac.

La muqueuse de cette cavité, c'est-à-dire la couche interne que tu as visitée et qui renferme des millions de glandes, reçoit une violente secousse aux premiers petits verres.

Quelques semaines après la sensibilité diminue, s'émousse. Quelques années plus tard, cette sensibilité n'existe plus. Le buveur de profession recherche les liqueurs très fortes. Les eaux-de-vie ordinaires ne l'impressionnent plus ; il lui faut de l'alcool presque pur. Tu as entendu la réponse de ce malade que le médecin interrogeait tout à l'heure ?

— Oui, Poucet, mais je n'ai pas bien compris.

— Combien buvez-vous *de vin* par jour, lui demanda-t-il ?

« Je ne bois *jamais de vin, je prends quarante tripolis*, environ, dans une journée », répondit le malheureux.

Il appelle *tripoli*, un verre d'eau-de-vie d'une force incroyable et *où le poivre domine*. Cette eau-de-vie, vrai *tripoli*, produit *un frottement rude*.

Cette réponse m'épouvanta.

A l'hôpital, je t'ai procuré l'occasion de visiter l'intérieur d'un estomac d'ivrogne.

La muqueuse de cet organe était d'une épaisseur très grande, les glandes étaient atrophiées, toute la cavité n'était plus tapissée que par d'affreuses fausses membranes boursouflées, développées len- tement, mais qui n'avaient plus signe de vie.

Depuis longtemps, ce malheureux n'avait plus d'appétit ; il ne mangeait pas, il ne vivait que de liqueurs fortes.

Si j'ai insisté sur cette maladie de l'estomac, c'est qu'elle entrave les phénomènes de la digestion et que le jour où la digestion ne se fait plus, l'orga- nisme est menacé tout entier, et sous l'empire de toutes les maladies consécutives aux troubles ner- veux engendrés par la faiblesse.

Et puis, maintenant que tu es initié à ces secrets, tu pourras, par tes conseils, prévenir de ces dan- gers les personnes à la santé desquelles tu t'inté- resses assez pour avoir le droit de leur dire la vérité.

Pourquoi, en moyenne, la femme vit-elle plus longtemps que l'homme malgré tous les accidents auxquels elle est exposée?

Parce qu'elle est plus sobre que lui.

Elle a le bon esprit de ne faire usage ni de tabac ni d'alcool.

Je ne prends pas en considération quelques exceptions que certains hommes désireux de se venger ne manqueront pas de citer.

Je persiste à dire que la femme est plus sobre que l'homme ; qu'elle est aussi, par nature, plus patiente, plus résignée, et qu'elle supporte plus

couraᴄeusement que lui les privations et la douleur.

— Il y a une maladie que je voudrais bien connaître, Petit Poucet, c'est la *jaunisse*. M. Duvivier,
mon voisin, est jaune comme un citron.

Jaunisse ou ictère des viveurs. —
La jaunisse est une maladie du foie.

Sans entrer dans des détails pathologiques, c'est-
à-dire dans l'histoire des maladies, qui pourraient
nous entraîner dans de trop longues dissertations
scientifiques, nous devons dire qu'une des principales maladies, causées par l'abus des liqueurs
fortes, est l'*Ictère alcoolique*, d'où nous faisons dé-
river l'*Ictère des viveurs.*

Cette maladie, comme les autres ictères, est caractérisée par une teinte plus ou moins jaune de la
sclérotique (la partie blanche des yeux) et la coloration, en jaune, de la peau.

L'*Ictère des viveurs* ne présente pas les mêmes
symptômes généraux, précurseurs et consécutifs,
que l'*ictère grave* et tous les ictères provenant des
abus alcooliques trop souvent répétés, ou du séjour
long et prolongé des sujets dans telle ou telle
contrée chaude, où règnent parfois diverses fièvres
toujours dangereuses.

Les ictères provenant d'une maladie organique
sérieuse se manifestent souvent d'une façon assez

lente et régulière, s'installent et restent... ou persistent très longtemps.

L'*Ictère des viveurs* peut apparaître *brusquement, tout à coup*, se développer pendant la nuit qui suit un jour de fatigue et de grandes libations.

La diète, le repos et quelques grands bains parviennent souvent à faire disparaître cette indisposition, quand le sujet est vigoureux et sain, qu'il commet rarement des excès, et ne s'abandonne, qu'à de longs intervalles, aux *griffes sales et empoisonnées* de la *débauche*.

Mais ce qui n'est qu'un malaise passager chez cette pauvre victime, qui s'est laissé corrompre *par hasard*, devient une véritable maladie chez le jeune homme qui a mérité ce surnom, aussi *insultant que déshonorant*, de *joyeux compagnon, joyeux viveur !*

Peut-on être assez aveugle et assez léger pour *honorer* du nom de *joyeux viveur*, cet étourdi où ce débauché qui, fuyant le travail manuel ou l'étude, vient, en cravate blanche, présider, *grâce aux écus de papa*, ces réunions méphitiques et inqualifiables où le vice est vu sans microscope, et où la santé, comme le champagne, coule à pleins bords... avec cette différence que le vin d'Aï peut se remplacer, tandis que la santé fuit et tire de l'aile.

Combien voyons-nous *dans le monde* de ces *fils de famille*, comme on dit, à l'*œil terne*, la *peau râ-*

peuse, jaune ou décolorée, sèche, à la nature impressionnable et nerveuse, mais *impressionnable seulement par les futilités, les choses insignifiantes* : la *chasse*, la *danse*, les *plaisirs*... et insensibles aux grandes idées qui se propagent et se développent autour d'eux, et au milieu desquelles ils vivent avec la plus complète indifférence!

Tous ces *citrons vivants* qui tiennent si régulièrement le livre des plaisirs... ne peuvent même plus parvenir à s'amuser, à se distraire... Ils se jettent dans le domaine des impossibilités... Leur cerveau malade craint tout et se défie de tout... Ils n'honorent personne de leur confiance... Ils sont payés de retour, en inspirant, à ceux qui les approchent, plus de pitié et de dégoût que de sympathie réelle.

Pauvres *vieillards anticipés!* On les voit se promener comme des ombres dans les chemins tortueux de la société. Ils rampent plutôt qu'ils ne marchent. Ils sont honteux, parce qu'ils ne peuvent cacher les traces que la débauche a laissées sur toute leur personne débile et sur leur visage en particulier. Ils sont moroses, taciturnes, recherchent la solitude, et ont cependant peur du silence. Ils deviennent superstitieux, inquiets, et tremblent pour ce qui leur reste d'une vie inutile.

Maladie noire. — L'hypochondrie s'empare

quelquefois avec tant d'intensité de ces pauvres malades, qu'ils s'enferment pendant un jour, deux
jours dans leur chambre et n'en sortent que lorsque
la faim les y force. Ils disent qu'on leur a *jeté un
sort*... Et l'ignorance qui les entoure répète qu'ils
ont la *maladie noire*.

Ajoutons que les abus des plaisirs trop vifs amènent quelquefois, seuls, les mêmes accidents, sans
le concours des liqueurs fortes.

Ils doivent encore se compter parmi les *privilé-
giés*, ces *joyeux viveurs* qui n'éprouvent que les
symptômes ictériques. Souvent, des troubles nerveux de toutes sortes animent ces cadavres vivants,
mais en exagérant et en faussant toutes leurs contractions musculaires ; ces pantins ne marchent
plus, ils dansent ; aux mouvements réglementés
de l'*homme* ont succédé chez eux les mouvements
désordonnés de l'*automate*, *du choréique*.

Ces infortunés, après avoir péniblement sup-
porté, pendant quelques années, une vie de souffrances et d'infirmités acquises, meurent, coudoyés
par l'indifférence et l'oubli, après avoir vécu dans
le vide. La plupart de ces malheureux tabescents se
pendent.

— Tu me fais peur, Petit Poucet, et tout ce que
je viens de voir est si triste. que j'en suis tout
ému.

Encore un mot, Poucet.

On dit que l'absinthe est beaucoup plus dangereuse que le cognac ; est-ce vrai?

— Voici la réponse que fait M. Dumas, un savant autorisé, à ta question :

« L'absinthe est encore beaucoup plus dangereuse que l'eau-de-vie ordinaire ou le cognac. Les animaux, enivrés par des vapeurs d'alcool, tombent rapidement et s'endorment ; mais remplace-t-on l'alcool par de l'absinthe, la scène change : l'animal s'agite violemment et de véritables crises d'épilepsie se manifestent. »

FORMULE CONTRE LES AFFECTIONS CHRONIQUES, LES CONGESTIONS ET LES ENGORGEMENTS DU FOIE

Conserves de cochléaria.	60 gr.
Extrait de chiendent.	30 —
Extrait de pissenlit.	30 —
Acétate de potasse.	20 —

Prendre quatre cuillerées à café par jour de cette potion : le matin à jeun, une heure avant les deux principaux repas du jour, et le soir en se couchant.

Régime salin : Tous les matins, en se levant, un à cinq grammes de gros sel marin (sel de cuisine) ou chlorure de sodium, avec deux ou trois gorgées d'eau. On met le sel sur sa langue et on l'avale en buvant un demi-verre d'eau fraîche et pure.

— Si tu pouvais te faire accompagner dans ces

promenades par tous mes camarades, je leur dirais de venir avec moi.

— Ce serait difficile à faire pour certaines pro menades, mais je peux te satisfaire aujourd'hui.

Va chercher dix de tes compagnons ; nous terminerons notre excursion par une récréation à laquelle tu ne t'attends guère.

— J'y cours.

. . . .

. . . .

— Nous voici, Poucet, le Maître nous accompagne.

— Bien. Suivez moi, mes ami', et ne vous étonnez pas de ce que vous allez voir ; c'est naturel ou anti-naturel, mais c'est réel. Quand on connaît, comme vous, les admirables phénomènes de la nature, il faut aussi en connaître les excentricités, les monstruosités.

Nous commencerons par entrer dans la baraque de cet avaleur de sabres que voici devant nous. Vous écouterez mes explications en le regardant faire ses exercices.

II

Curiosités scientifiques.

Les avaleurs de sabres. — Nous voyons tous les jours, dans nos théâtres et dans nos foires, des sujets, *plus ou moins américains*, qui étonnent les spectateurs en avalant toute la lame d'un sabre ordinaire.

Ce qui étonne plus encore, c'est de constater que la lame du sabre avalé, *un vrai sabre*, mesure une longueur plus grande que celle qui existe de l'arrière-bouche à la partie inférieure de l'estomac. Mais l'étonnement peut disparaître en apprenant que la poche stomacale peut se distendre énormément : entrons vite dans cette poche distendue.

Par l'exercice tenace et persévérant, le *prodigieux sauvage* a surmonté une difficulté : celle de pouvoir introduire, *sans douleur*, un corps étranger quelconque dans le pharynx et la partie supérieure de l'œsophage, les autres régions du tube étant beaucoup moins sensibles à l'excitation directe des corps étrangers.

Nous avons connu un sujet qui avalait, sans

éprouver aucune douleur, dix, quinze à vingt gros sous, en deux ou trois heures de temps.

Voici un autre cas curieux : c'est celui de ce bateleur qui avale des billes de plomb grosses comme des balles de fusil.

Cet homme s'expose à mourir intoxiqué, c'est-à-dire empoisonné par l'oxyde de plomb.

Cet accident s'est déjà produit chez plusieurs de ces avaleurs de toutes sortes de choses qui ne s'avalent par personne.

— L'homme qui avait avalé une fourchette n'est pas mort ?

— Non, grâce à l'habileté du chirurgien qui l'a opéré.

— Est-ce que ce chirurgien n'était pas un abbé ?

— Il s'appelle M. Léon Labbé.

— On n'avait jamais vu cela !

— Tu te trompes ; les avaleurs et les avaleuses de fourchettes étaient connus.

En 1716, le *Journal des savants* publia la première observation de ce genre.

Le Gendre, chirurgien du roi d'Espagne, rapporte qu'un officier espagnol avala, le 27 mars 1714, une fourchette de table, dont il se servait, pour se nettoyer avec l'extrémité du manche, la racine de la langue. La fourchette lui échappa des doigts et glissa dans l'estomac, où son séjour donna lieu à des accidents fort graves. A plusieurs reprises, le corps étranger se présenta à la porte du pylore et chercha à la franchir, tentatives dont le malade paraît avoir eu conscience : il y a quelques rares malades *qui ont conscience* des mouvements exécutés dans leur estomac par les aliments qui y sont introduits. Ces faits sont rares.

Enfin, la fourchette eut raison de cet entêté portier de l'estomac et s'engagea dans le *duo.lénum* et dans l'intestin. Elle séjourna *quinze mois* dans le tube digestif et fut, un jour, rendue à la lumière aux applaudissements de son propriétaire.

On lit dans les *Contributions de chirurgie,* du professeur Sédillot, le fait suivant :

« En 1819, une dame avala une fourchette. Cette dame fut opérée par gastrotomie, opération qui consiste à pratiquer une ouverture sur les parois de l'estomac. Six mois et demi après l'ingestion, la fourchette fut extraite et la malade guérit en vingt jours. »

Les médecins aliénistes ont rapporté fréquemment des cas de fourchettes avalées.

Les *Annales médico-psychologiques* de 1813 rapportent qu'un aliéné avala une fourchette en étain et la conserva pendant dix ans. Cet homme mourut avec sa fourchette. Ce corps étranger ne parut pas avoir d'influence sur sa vie.

Schwab a fait, par la gastrotomie, l'extraction

d'une fourchette ayant séjourné deux cent vingt-neuf jours dans l'estomac d'une jeune fille de vingt-quatre ans.

Van Andel rapporte qu'une aliénée hollandaise, âgée de soixante-quatre ans, avala une fourchette d'argent dans l'intention de se suicider, ayant voulu suivre l'exemple d'une autre malade à qui ce procédé avait réussi. Onze mois après, environ, un abcès se manifesta sur le ventre, au niveau de l'ombilic, et la fourchette partit par là, les dents les premières.

Tœdeli a extrait d'un abcès de l'hypochondre droit, chez une femme de cinquante ans, une fourchette ayant séjourné deux ans dans le tube digestif.

— Qu'appelle-t-on hypochondre droit, Petit Poucet?

— La région du ventre située à droite et en haut de l'abdomen, sous l'estomac.

L'hypochondre gauche est situé à gauche, à la même hauteur que le droit.

De toutes ces observations, la plus remarquable est incontestablement celle que Siager a rapportée, d'après le docteur Sunderland, et dans laquelle, une jeune fille de dix-neuf ans ayant avalé deux fourchettes, celles-ci furent expulsées par un abcès à l'épigastre dix mois plus tard.

— Encore une question, Petit Poucet. Qu'est-ce que l'épi...?

— L'épigastre?... C'est la région de l'estomac.

Les annales de la chirurgie renferment une quantité considérable de cas très variés, où des corps étrangers, plus ou moins volumineux, furent introduits dans l'estomac et de là dans le tube digestif.

Ces objets ont souvent parcouru l'intestin sans y causer beaucoup de ravages, malgré leur volume et leurs formes aiguës et tranchantes.

Tyson raconte l'histoire de ce baladin anglais qui avalait, en société, une épée longue d'une aune, préalablement fragmentée en morceaux de plusieurs pouces de long. Cette épée lui voyageait au travers du corps sans douleur ni dommage.

Un jour, ce même baladin proposa d'avaler, devant le roi d'Angleterre, Charles II, un rasoir et deux couteaux tout ouverts.

Le roi, qui soupçonnait quelque fraude, ordonna qu'on lui liât les mains derrière le dos, et lui mit lui-même un des couteaux dans la bouche... Ces instruments coupants furent avalés et rejetés trois jours après. (*Mémoires de l'Académie royale de chirurgie*, Hévin, t. I, p. 326.)

Ambroise Paré dit qu'un bouffon avala la pointe d'une épée tranchante, de la longueur de trois doigts environ, et la rejeta douze jours après, mais non sans douleur.

Monutus rapporte un fait analogue, avec cette

différence que la lame avalée mesurait neuf pouces de longueur.

Un épileptique, dit Langius, avala, dans un accès de sa maladie, des ciseaux très aigus, de quatre pouces de long et de deux pouces de large, qu'on lui avait passés entre les dents pour empêcher qu'il se mordît la langue.

Ces ciseaux mirent neuf jours à accomplir le trajet intestinal et le malade, durant ce temps, ne ressentit aucune incommodité.

A l'Exposition universelle de 1867, les jongleurs algériens de la secte des *Aïssaouas* broyaient, entre leurs dents, des verres et des bouteilles, et en avalaient impunément les fragments. Il n'y avait aucune surprise, aucun tour d'escamotage ; les *Aïssaouas* s'ingurgitaient très consciencieusement ces morceaux de verre aigus.

Beaucoup de vieux observateurs citent de pareils faits.

Amatus Lusitanus rapporte l'histoire fort détaillée d'un homme qui mangeait, *avec plaisir*, dit-il, des fragments de verre et des tessons de cruche sans en être incommodé.

Un autre avaleur, d'après Cordan, avalait impunément des clous, des morceaux de verre et de cruches cassées et d'autres corps semblables.

Fabrice de Hilden assure qu'il a connu trois personnes très robustes, *accoutumées dès leur jeunesse à la débauche*, qui brisèrent un jour, dans un festin, plusieurs verres à boire entre leurs dents et qui les dévorèrent, avec tant d'avidité, que le sang leur sortait de toutes les parties de la bouche. Ces personnes n'eurent cependant pas le moindre dérangement dans leur santé, et parvinrent toutes trois à un âge fort avancé.

Un autre avalait tout vivants, en trois minutes, cinq ou six *jeunes poulets de 5 ou 6 jours*, qu'il plongeait préalablement dans l'huile d'olive.

Ce même individu, surnommé *Martin l'Ours*, à la suite d'un pari odieux, a dévoré toute vivante une chèvre attachée dans une cour.

Ce pari fut tenu par quelques hommes peu délicats : *Martin l'Ours le gagna.*

L'ours humain déchira l'animal à coup de dents, et en mangea une bonne partie séance tenante.

Un pareil acte inspire le dégoût et l'horreur !

Passons chez les grands mangeurs, les Boulimiques.

Les grands mangeurs ne sont pas moins curieux.

Tel sujet mange, en quelques heures, les deux poumons, à moitié cuits, d'une vache, avec deux, trois ou quatre livres de pain, et boit cinq ou six litres de liquide.

Mais celui-là n'est qu'un petit mangeur en comparaison de ce sujet d'hôpital *qui pesait cinquante-*

*deux kilogrammes et qui mangeait, dans sa journée,
cinquante-deux kilogrammes de viande, c'est-à-dire
juste le poids de viande égal au poids de son corps.*

D'autres ont la propriété des ruminants; ils font
revenir, à volonté, dans la bouche, les corps ou
les aliments qu'ils ont introduits dans leur estomac. Tout le monde se rappelle avoir vu des ba-
teleurs avaler des œufs durs, et les ramener, au
dehors, par l'influence de la volonté.

D'autres, enfin, possèdent la propriété de boire
10, 15, 20 litres de liquide, et plus, consécutivement.

On appelle ces grands mangeurs des *Boulimiques.*

Ce sont de pauvres malades bien à plaindre, et
qui devraient inspirer, à tous les gens sérieux,
plutôt un sentiment de pitié qu'une insultante
hilarité.

— *La Boulimie* est donc une maladie ?

— Oui, c'est une maladie du système nerveux.
Elle a son siège dans le cerveau comme la *faim* et
la *soif.*

— Je croyais que la *faim était dans l'estomac* et
la *soif dans la bouche.*

— Tu te trompais, car on guérit de la faim sans
manger et de la soif sans boire. Il suffit, dans le
premier cas, de prendre un grand bain de sang
chaud, de lait ou de bouillon; dans le second cas,

de rester une demi-heure dans un grand bain d'eau ordinaire ou dans la rivière.

— Tu m'étonnes toujours, Petit Poucet.

— Il n'y a là rien d'étonnant.

La faim, comme la sensibilité, est une grande capricieuse : elle augmente, elle diminue, elle s'abolit et se déprave sans qu'on sache bien pourquoi.

Quand elle augmente on l'appelle *polyphagie* ; c'est une faim insatiable qui porte à manger une quantité prodigieuse d'aliments, de quelque nature qu'ils soient, sans que leur abondance nuise à la santé. Elle provoque la *boulimie*, faim accompagnée de douleurs à la région de l'estomac et de défaillances ; la *cynorexie*, faim canine accompagnée de vomissements après les repas.

Quand elle *diminue*, elle détermine l'*anorexie*, le dégoût de tous les aliments et l'abolition complète de la faim.

Quand elle est *dépravée*, elle engendre la *pseudorexie*, sentiment de faim sans besoin réel ; la *pica*, goût dépravé ordinaire chez les personnes affaiblies, nerveuses, chlorotiques ; la *malacia*, la *mica*, ou altération, dépravation des goûts et des appétits comme cela arrive fréquemment chez la femme qui va avoir le bonheur d'être mère et qui désire manger des fruits verts insipides, du *charbon*, de la *craie*, etc.

Les nerfs, calmés et guéris, font disparaître ces maladies ridicules et débilitantes.

A côté de ces malades qui mangent beaucoup de tout, il y en a d'autres qui ne mangent rien, qui ne veulent avaler aucun aliment, qui ont en horreur toute espèce de nourriture, solide ou liquide.

On a constaté en 1861, dans la Maison de santé de M. Blanche, un aliéné qui s'obstinait à ne rien vouloir avaler, et qu'on fut obligé de nourrir, à l'aide de la sonde œsophagienne, pendant douze ou quinze mois.

Ce malheureux ne voulait même pas avaler sa salive ; on lui débarrassait la bouche de cette sécrétion.

Nous n'en finirions pas, si nous étions obligés de visiter tous les cas, plus ou moins extraordinaires, qui sont constatés par la science dans les maladies du cerveau qui ont entraîné des perturbations nombreuses du côté des fonctions digestives.

Je me hâterai donc de faire rapidement l'énumération succincte des préceptes hygiéniques, qui dérivent des lois physiologiques que nous avons apprises, en parcourant les phénomènes de la digestion.

Ce résumé poura être consulté fréquemment comme un rappelle-mémoire.

Dans la prochaine excursion, nous aurons le

plaisir de voyager dans l'estomac des animaux.

Nous ferons ce que les savants appellent : *la digestion comparée.*

III.

Préceptes hygiéniques.

Ne pas fumer. — Ne pas prodiguer la diastase salivaire. — Bien mâcher les aliments. — Ne jamais prendre de vermouth ni d'absinthe. — Ne jamais faire le *trou normand*. — Ne pas lire en mangeant. — Causer et rire modérément. — Ne pas endurer de froid à table. — Aider la digestion par un exercice modéré. — Ne jamais dormir immédiatement après le repas. — Eviter, en sortant de table, une forte émotion, ou un brusque changement de température. — Contentement d'esprit pendant le repas et les deux premières heures qui le suivent. — Eviter un exercice trop violent immédiatement après le repas; ne pas se livrer, par exemple, à ce moment, aux exercices difficiles de la gymnastique. — Les meilleures heures pour faire de la gymnastique sont celles qui précèdent les heures des repas.

Avoir soin de se rincer la bouche après chaque repas, le matin et le soir, avec de l'eau fraîche. — Être *prudent* quand la névralgie dentaire est intolérable. — Surveiller l'état des gencives. — Avoir recours à l'eau fraîche quand la muqueuse de la bouche est sensibilisée. — Gargarismes. — Remédier vite, par l'intermédiaire du médecin, aux indispositions dans les différentes régions du tube digestif : l'entérite, la péritonite.

S'abstenir de toute liqueur forte. — *Toutes les liqueurs à base d'alcool sont des poisons dangereux, lents mais infaillibles.*

La sobriété est la plus sérieuse garantie de la santé du corps et de l'esprit... Mettons-nous sous sa protection... Elle nous préservera de la souffrance,... des médicaments,... et... du médecin.

A demain, mes amis.

Le rendez-vous est au Jardin des Plantes, à l'heure du festin général, à sept heures du matin.

— Nous n'y manquerons pas.

SIXIEME EXCURSION

VOYAGE DANS L'ESTOMAC DES ANIMAUX

I

Le cheval. — Pourquoi ne peut-il pas vomir ? — Coliques de miserere. — Origine des bézoards. — La fourbure. — Les tares.

— L'estomac du cheval n'a qu'une cavité. Suismoi ; nous serons à l'aise dans celui de Roland.

— Mais il ressemble beaucoup à celui de l'homme, l'estomac du cheval.

— Oui, à la capacité près. Le cheval se nourrit généralement de fourrage et de graines. Le suc gastrique de son estomac, peut, cependant, dissoudre de la viande. Des expériences de M. Colin nous le prouvent. Ce savant physiologiste a démontré, par d'ingénieux procédés, que la viande pouvait être digérée par le cheval.

Nous pouvons assister immédiatement à une nouvelle expérience de ce genre.

— Où sommes-nous?

— Dans l'estomac d'un cheval à fistule stomacale. Le morceau de viande que tu aperçois là est retenu du dehors par un fil. L'action prolongée du suc gastrique sur cette viande crue dissout cet aliment, au bout d'un temps à peu près égal à celui qui est nécessaire à la digestion d'un carnivore.

— Le cheval peut donc manger des biftecks ?

— Il pourrait en digérer s'il gardait les aliments plus longtemps dans sa cavité ; ces aliments ne séjournent guère qu'une demi-heure, deux heures au maximum, dans l'estomac du cheval, tandis qu'ils séjournent deux, trois ou quatre heures dans l'estomac des carnivores où, pendant tout ce temps, ils sont en contact avec le suc gastrique.

Pendant que nous sommes à l'École d'Alfort, allons au laboratoire de l'illustre physiologiste.

— Que fait ce monsieur, à genoux sur un cheval étendu par terre ?

—. Approche, tu vas le savoir. Ce monsieur est M. Colin. Il pratique la section de l'œsophage à la partie moyenne du cou d'un cheval, c'est-à-dire qu'il coupe l'œsophage en cet endroit et met à nu l'ouverture inférieure de ce tube. Cette opération n'empêche pas le cheval de manger comme à son ordinaire.

M. Colin recueille alors, au fur et à mesure qu'ils se présentent à l'ouverture artificielle inférieure de l'œsophage, les bols alimentaires amenés aux lèvres de cette plaie par les mouvements ordinaires de déglutition.

Le poids de ces aliments ayant été constaté d'avance, on pèse ensuite l'ensemble des bols alimentaires sortis par la plaie œsophagienne.

L'augmentation de poids représente la quantité de salive dont ils se sont imprégnés en passant par la bouche. Regarde et lis sur la feuille d'observation.

— Je lis qu'un cheval, pendant qu'il mange, sécrète, en moyenne, par toutes ses glandes salivaires, de *cinq à six kilogrammes de salive par heure...*;

Qu'un cheval broie sa nourriture pendant six à sept heures sur vingt-quatre, ce qui fait environ *quarante kilogrammes* de salive de sécrétés pendant les heures des repas...;

... . Qu'on estime à *cent grammes* environ de salive par heure la quantité de salive déglutée pendant l'intervalle des repas...;

.... Qu'en multipliant ces *cent grammes* par dix-huit heures d'abstinence, on obtient un total de deux kilogrammes environ ;

..... Qu'enfin, le cheval sécrète, dans l'espace de vingt-quatre heures, la quantité énorme de *quarante-deux kilogrammes de salive.*

— Viens dans l'infirmerie, tu y verras un cheval atteint des *coliques de Miserere*. Cette maladie, presque toujours mortelle, est provoquée par une indigestion de fourrages ou d'eau.

Une particularité très remarquable et que les cavaliers, les amateurs, les conducteurs de chevaux de nos champs, de nos villes et de nos armées n'ont pas le droit d'ignorer, c'est que le *cheval ne peut pas vomir*, quels que soient les efforts qu'il fasse pour provoquer cet acte physiologique.

Quand un cheval vomit, c'est une exception très rare.

La disposition organique de son estomac est telle, qu'au moment où les contractions des muscles de l'abdomen, du diaphragme et des parois stomacales elles-mêmes se produisent, l'ouverture cardiaque se trouve obstruée par les replis de la muqueuse de l'estomac, et par les faisceaux musculaires puissants qui constituent, en cet endroit, un véritable sphincter, un véritable anneau musculaire qui, en se contractant, resserre prodigieusement l'ouverture cardiaque, et empêche toute parcelle d'aliment, soit solide, soit liquide, de refluer dans l'œsophage. Ces fibres, selon M. Girard, formeraient deux faisceaux entrecroisés appelés déjà, au temps de Haller, les *cravates suisses*.

— Est-ce encore M. Colin qui a découvert cela ?

— Oui. Le savant et infatigable expérimentateur introduisit de l'eau dans l'estomac d'un cheval et pressa énergiquement sur toutes les parois à la fois de cette poche gonflée par le liquide. Il ne s'echappa aucune gouttelette d'eau ni par l'ouverture pylorique, ni par l'ouverture cardiaque.

La pression devenant énorme, l'estomac se déchira sans qu'on ait jamais pu vaincre les résistances énergiques qui s'opposaient à l'ouverture des orifices des voies naturelles.

C'est l'ignorance de ces particularités scientifiques, chez les éleveurs et conducteurs de chevaux, qui engendre tant d'accidents et de désastreux événements.

Un cheval peut rester, dans une écurie, dix, quinze, vingt jours *sans manger et sans mourir ;* il peut vivre vingt-cinq jours, sans recevoir de nourriture solide, à supposer qu'il ait assez à boire ; en revanche, il ne peut vivre que cinq jours sans boire, alors même qu'il aurait à manger en suffisance.

Si pendant dix jours, on donne suffisamment à manger à un cheval, mais qu'il ne reçoive pas assez à boire, il meurt le onzième jour.

Un cheval, à qui l'on avait refusé toute boisson pendant trois jours, a bu en *trois minutes soixante litres d'eau.*

Un autre qui n'avait rien eu à manger de douze jours, a encore été en état de tirer un fardeau de 279 kilogrammes.

Mais cette utile et bonne bête, si sobre et si résistante aux angoisses de la faim, *peut être tuée en une heure* par une indigestion.

C'est ainsi que, sous le premier Empire,

tous les chevaux de l'armée de Russie périrent.

Ces animaux avaient jeûné pendant quatre ou cinq jours et fait de longues marches.

Arrivés dans un endroit où il y avait beaucoup de fourrage, leurs cavaliers, officiers et soldats, ignorant complètement ces dispositions organiques de l'estomac de leurs montures, les laissèrent manger *tout leur saoûl*. Pas un n'échappa à la mort ; *plus de cinquante mille chevaux périrent sur-le-champ*, des suites de leur indigestion. La retraite dégénéra en déroute et en ruine complète.

On a constaté, et l'on constate encore tous les jours, de ces désastres dus à l'ignorance populaire, non seulement en Algérie, en Crimée, dans tous nos camps en temps de guerre, mais dans les écuries du simple particulier.

L'impression du froid, la colère, la peur ou la douleur peuvent occasionner, chez le cheval, des indigestions mortelles, même après l'ingestion des aliments les plus digestifs, par l'arrêt brusque et complet de la sécrétion du suc gastrique.

— Tu m'as parlé des bézoards, Petit Poucet. Est-ce que ce sont des animaux ?

— Non, ce sont des productions étrangères qui se forment dans l'organisme ; des calculs énormes et parfois prodigieux, durs comme des cailloux, solitaires ou multiples, au nombre de 2, 3, 4, 6 ensemble dans l'intestin d'un cheval. Le poids total de ces pierres *intestinales* s'élève quelquefois à deux, quatre kilogrammes et plus : en voici de toutes les grosseurs.

Tu vois, au centre de ces cailloux qui ont la forme d'un cylindre aplati, mesurant 3 à 4 centimètres de diamètre sur 6 à 8 centimètres de longueur, tu vois une parcelle de foin, une petite quantité d'herbe. Ce dépôt de fourrage, encore visible à l'œil nu, a été le point de départ et l'origine du caillou formé de couches concentriques nombreuses de matière calcaire composée en grande partie de carbonate de chaux (de craie).

Au centre de chacune de ces pierres, tu remarques une étoile cristalline. Parmi ces cristaux se voient des milliers de brins d'herbe mâchée que l'animal avait broyés, insalivés, avalés.

On compte, sur ces pierres, vingt à vingt-cinq couches de carbonate de chaux déposées les unes sur les autres, et augmentant d'épaisseur à mesure qu'elles sont plus périphériques et plus nouvelles, c'est-à-dire qu'elles s'éloignent du noyau central étoilé où figurent les détritus de foin, d'avoine et d'autres aliments.

Ici, dans cette vitrine, tu vois six pierres grosses chacune comme un œuf, extraites d'une seule fois de l'intestin d'un cheval qui a parfaitement guéri de son opération.

Quand la pauvre bête courait, on entendait très

distinctement, à travers les parois de son ventre, le bruit causé par le frottement de ces pierres les unes contres les autres.

C'est dans une valvule connivente de l'intestin que se forme le noyau de ces bézoards.

— Est-ce dans une valvule semblable à celle où je suis resté accroché un jour, dans l'intestin du grand mangeur de la gare Saint-Lazare?

— Oui.

A côté de ces produits scientifiques, il y a les *bézoards mystiques*.

L'ignorance des peuples anciens attribuait aux *bézoards des vertus merveilleuses. Ils chassaient* les démons et tous les venins; ils étaient des *antidotes pour tous les poissons; ils préservaient de* la contagion : on les vendait, à cause de cela, un prix excessif. Un juif d'Amsterdam en vendit un 2.000 écus. En Portugal, on les louait 10 à 12 francs par jour pour les porter au cou.

De là, *les faux bézoards*. La crédulité publique engendra la fabrication de faux produits qui étaient colportés et vendus par les empiriques et les charlatans. On reconnaissait la fraude en sciant ces faux *bézoards* par le milieu; on n'y trouvait aucune trace des couches concentriques des *bézoards scientifiques*.

Comme dernière particularité, notons que le cheval manque de vésicule biliaire. Le produit de la sécrétion du foie, la bile, est versé directement dans le duodénum au fur et à mesure qu'il est sécrété par le foie.

Il n'y a pas que chez le cheval que la vésicule biliaire fait défaut. Elle manque également chez l'âne, le cerf, le chameau, le chevreuil, l'autruche, le pigeon et le perroquet.

— Et la *fourbure*, Poucet, est-ce une maladie dangereuse?

— Elle peut être promptement guérie dans quelques cas; elle est incurable dans beaucoup d'autres.

— On m'a dit qu'un cheval tombait fourbu quand on le battait, qu'on l'empêchait de s'arrêter *dans les endroits où il avait l'habitude de boire et de manger.*

— *Certains sujets fougueux, jeunes et orgueil-leux, sont parfois atteints de fourbure dans ces conditions-là ; mais, généralement, c'est après une grande course, un repas trop copieux, ou la descente d'une côte rapide, que le cheval attelé ou monté peut être atteint de fourbure, c'est-à-dire de congestion d'un pied ou de plusieurs pieds à la fois.*

Tu comprendras mieux les causes de la fourbure, après avoir visité l'intérieur d'un pied de cheval. Voici une belle préparation d'Auzoux qui nous servira pour cette étude.

Le pied du cheval, tel que nous le voyons tous

les jours, se réduit, pour nous, à trois parties.

1° L'orteil, ou pied proprement dit ;

2° Le chausson ;

3° Le sabot.

Quand tu mets des sabots, ne recouvres-tu pas ton pied d'un chausson qui le préserve du contact trop dur du sabot ?

— Oui.

— Eh bien ! le cheval a son chausson.

Pour que ton sabot te tienne au pied, te prenne bien le cou-de-pied, que fais-tu?

— Je le bride en clouant une bande de cuir dessus.

— Regarde l'orteil du cheval ! n'est-il pas bien entouré de son chausson? le sabot n'est-il pas bien de mesure?

— Oui, mais je ne vois pas la bride.

—Elle est remplacée par ces cannelures profondes, ces feuillets rapprochés que tu aperçois, là, sur la surface externe du chausson et la surface interne du sabot. Ces deux surfaces, longitudinalement cannelées, s'adaptent l'une dans l'autre comme les dents de deux peignes semblables et, grâce à cet engrenage, le sabot ne peut pas tourner autour du chausson et le pied reste fixé dans le sabot, par l'adhérence de ce même chausson. Tu vois que, par cet ingénieux moyen, la bride est inutile : c'est un sabot perfectionné. Mais ce n'est pas tout.

Que fais-tu lorsque, descendant une côte rapide en courant, ton pied s'enfonce dans ta bottine qui le comprime et le blesse douloureusement?

— Mais je fais ce que tout le monde fait : je m'arrête et je ramène vite mon pied en arrière, en frappant le talon de ma bottine contre un arbre ou par terre.

— Le cheval n'a pas toujours le droit de s'arrêter, lui, surtout quand il est dirigé par un cavalier ou un conducteur brutal, pressé et inhabile.

Et, pourtant, son pied s'enfonce aussi dans sa *bottine*, dure et inflexible, qui lui emprisonne l'extrémité de l'orteil, la *pince*, la sensibilise et la paralyse par la douleur, surtout lorsque le pauvre animal est lancé au grand trot, en descendant une côte, portant un cavalier sur son dos, ou attelé dans une voiture qui le pousse par derrière.

Il faut, pourtant, que le pied soit ramené en arrière du sabot, afin de favoriser la circulation du sang dans les extrémités de la *pince*.

Pour opérer ce mouvement, le cheval est pourvu d'un *coussinet plantaire*, c'est-à-dire d'un caoutchouc en forme de coin, placé sous le talon, tout à fait à la partie postérieure de l'orteil.

Ce coussinet plantaire élastique s'aplatit quand le cheval pose le pied à terre; mais se relève aussitôt que le poids du cheval ne presse plus sur le pied. En se relevant, il ramène l'orteil ou le bout du pied en arrière, comme si le cheval frappait son talon sur la chaussée, et facilite la circulation du sang du pied du coursier, en évite la congestion et prévient la *fourbure* qui n'est rien autre chose qu'*un coup de sang dans le pied*.

On évite ces accidents, en surveillant bien son cheval, et en l'arrêtant, le tournant en travers de la route, pour le reposer, quand on sent qu'il *fléchit* et que ses pieds se sensibilisent.

Les chevaux, retenant de lourds véhicules dans les descentes rapides de routes, sont exposés à ces accidents aussi fréquents chez eux que chez les chevaux de course.

Un cheval trop nourri, trop en sang ou qui a trop mangé d'avoine, en arrivant à l'écurie, est exposé à la fourbure.

— Doit-on donner l'avoine aux chevaux au commencement ou à la fin de leur repas?

— Il est préférable de la leur donner après le foin.

« En résumé, dit Colin, on peut énoncer d'une manière générale : 1° que, si l'avoine est donnée au commencement du repas, le foin mangé ensuite la chasse dans l'intestin, en forte proportion, avant que sa digestion soit suffisamment avancée ; 2° que, si elle est donnée à la fin, ce sont seulement les dernières portions de ce grain qui chassent les premières, faute de trouver une place suffisante.

Aussi, le plus logique est de la donner après le foin, et assez longtemps après, afin de laisser l'estomac, se désemplir un peu pour offrir une place assez large au grain. »

On voit souvent la fourbure apparaître, la nuit, chez des chevaux qui *dorment debout* et qui ont beaucoup travaillé et beaucoup mangé la veille.

Leurs pieds fatigués s'enfoncent dans leurs sabots et provoquent un engourdissement général des quatre pieds qui paralyse momentanément ces organes.

Il faut, dans tous les cas, se hâter de plonger les pieds du malade dans l'eau froide, en le soutenant bien de façon à alléger le poids de son corps, jusqu'à ce que la circulation et la vie soient revenues dans l'orteil endolori ou insensibilisé pour un temps plus ou moins long.

Lorsque la fourbure est complète et que ce remède n'est pas immédiatement appliqué, le cheval est souvent perdu ; ne pouvant plus marcher, on est forcé de le tuer pour abréger ses souffrances.

L'homme est tué par un coup de sang à la tête ; le cheval, son plus utile compagnon, meurt d'une congestion du pied.

Terminons cette visite du cheval par l'étude des tares ; nous irons ensuite visiter les ruminants. Ils ne sont pas moins curieux et intéressants que les solipèdes.

` — On designe, par le nom générique de *tares*, des maladies que les chevaux contractent aux jambes.

Il y a deux sortes de *tares* : les *tares molles* et les *tares osseuses*.

Les premières sont des *exostoses*, c'est-à-dire des productions osseuses, qui poussent sur les os des jambes, à la suite d'un coup de pied, d'un coup de fourche du palefrenier sur ces régions. Ces maladies sont incurables ; elles ne causent pas souvent de douleurs, mais elles déprécient toujours le cheval qui en est affecté.

Les secondes, les *tares molles*, sont plus dangegereuses. Elles ont leur siège également sur les jambes de l'animal, mais dans les gaines des tendons de ces jambes. Elles sont engendrées sous l'influence d'efforts puissants pour courir, pour traîner, pour retenir des fardeaux, ou à la suite d'un arrêt trop brusque dans un *coup de galop*.

Les gaînes des tendons, c'est-à-dire les coulisses dans lesquelles glisse la partie tendineuse et puissante des muscles des jambes, s'enflamment, et s'emplissent consécutivement d'une sécrétion surabondante de liquide appelé *synovie*. Alors ces gaines se distendent sous les effets de cette hydropisie acquise et deviennent très douloureuses.

Le cheval, atteint de ces infirmités, ne peut plus travailler ni courir longtemps.

Une pression légère et continue, sur ces régions tarées, au moyen d'une longue bande de cuir ou de toile, du repos et de la diète donnent de bons résultats.

On éviterait ces infirmités en ne frappant pas les jeunes poulains sur les jambes, en ne les faisant pas courir trop jeunes, et, surtout, en ne les attelant pas à de lourds véhicules, au milieu de vieux chevaux au pas court et lent, dont l'allure paresseuse ne s'accorde pas avec de jeunes et fougueux sujets qui se trouvent dans la nécessité ou de ne pas tirer, *et qui se coupent le pas,* ou de tirer toute la charge et de *se tarer.*

Le cavalier doit savoir aussi qu'il a *son muscle,* chez le cheval.

Ce muscle, appelé *muscle du cavalier*, ou *mastoïdo-huméral,* s'insère, ou s'attache, à la tête et au bras.

Il porte la tête vers le bras ou le bras vers la tête, suivant que la tête du cheval n'est pas, ou est bien soutenue par son cavalier.

Si la tête n'est pas suffisamment maintenue, et que, dans sa course, le pied, qui doit être porté en avant, rencontre un obstacle, la tête est amenée vers le bras, l'équilibre est perdu, cheval et cavalier roulent dans la poussière.

La vache. — Ses quatre estomacs. — Sa rumination. — Le gonflement. — Le chameau du Jardin des Plantes — Les tripes à la mode de Caen. — Le gonflement d'un ballon vivant.

C'est dans la digestion de la vache et des autres mammifères ruminants, que nous constatons les phénomènes mécaniques les plus curieux et les plus complexes.

Ces animaux absorbent une grande quantité de nourriture à chaque repas. Pour noyer cette quantité énorme d'aliments, la nature a donné aux herbivores ruminants un estomac d'une très grande capacité, et susceptible d'une prodigieuse dilatation.

Cet estomac se compose de quatre compartiments ou quatre poches :

1° La panse;

2° Le bonnet;

3° Le feuillet;

4° La caillette.

Voici une belle vache flamande, qui repose à l'ombre d'un pommier en fleurs, entrons ensemble dans son estomac, nous nous y promènerons à l'aise.

— Aïe ! aïe !

— Qu'as-tu ?

— Je me suis blessé en passant dans la bouche de cette grosse bête qui a des aiguilles sur la langue.

— Ce ne sont pas des aiguilles, mais des papilles spéciales qui donnent à la langue des ruminants l'aspect d'une râpe mordante, et lui facilite la cueillette des longues herbes qui constituent ses aliments.

Place-toi là, à la partie inférieure de l'œsophage, et regarde bien ce que je vais te montrer.

Là, à la partie supérieure, on remarque une région tubulaire ; c'est l'orifice inférieur de l'œsophage.

Immédiatement au-dessous, et un peu de côté, tu vois une grande cavité ; c'est la panse.

De l'autre côté de l'œsophage, une seconde cavité de forme sphérique, sur la paroi interne de laquelle tu peux remarquer de nombreuses cloisons de forme circulaire, alvéolaire : c'est le *bonnet*.

Le *bonnet* communique avec la *panse* et avec l'œsophage.

Au-dessous du *bonnet* et de la *panse*, tu rencontres le *feuillet* ; c'est la troisième cavité, ou troisième estomac.

Ce troisième estomac ne communique directement qu'avec l'œsophage, en haut ; en bas, il s'ouvre dans le quatrième estomac ou *caillette*.

Reste là, sous le bord de l'ouverture œsopha-

gienne, et regarde bien le spectacle qui va se dé-
rouler sous tes yeux, pendant le repas de cette
bonne grosse laitière, qui paraît avoir si bon
appétit.

Au moyen de sa langue râpeuse, couverte des
nombreuses papilles ou *épines* qui t'ont blessé
tantôt, elle ramène l'herbe sous sa mâchoire supérieure cartilagineuse et ses dents de la mâchoire
inférieure. La vache n'a pas de dents incisives à la
mâchoire supérieure.

Cette herbe cueillie, fauchée par la langue, passe
rapidement et directement dans la panse.

Lorsque la vache cesse de cueillir l'herbe et
qu'elle redresse la tête, ou se couche, en continuant
de remuer ses mâchoires, c'est que la panse est
pleine : *la rumination* va commencer.

La rumination est l'acte important qui ramène
les aliments de la panse dans le bonnet, puis dans
la bouche, où ils vont être broyés et insalivés pour
retourner de la bouche, non plus dans la panse ni
dans le bonnet, mais directement dans le feuillet
et dans la caillette, où tu vois la digestion se continuer.

Enfin, pour nous résumer, tu as vu les aliments
passer de la bouche dans la panse ; revenir dans le
bonnet, puis sous la dent ; retourner ensuite directement dans le feuillet, puis dans la caillette et de
là dans l'intestin.

Pendant tout le temps que la panse met à se vider, la vache *rumine*, c'est-à-dire ramène sous ses dents les aliments emmagasinés dans son premier estomac.

Ce travail de rumination est facile à surprendre sur la région œsophagienne des herbivores ruminants ; le mouton, le bœuf, la vache et surtout le chameau nous en donnent de curieux exemples tous les jours. Chez ce dernier animal, on voit le bol alimentaire monter de la panse à la bouche et descendre de la bouche au feuillet d'une façon très apparente, qui permet de compter le nombre des bouchées d'aliments absorbées : c'est un voyage d'aller et retour très bien organisé.

Le chameau possède une cinquième poche, cinquième repli ou estomac, imperméable, qui permet à ces animaux de faire une provision d'eau avant d'entreprendre un long voyage dans le désert.

C'est un puits portatif d'où l'eau, conservée pure, est tirée à volonté par ce ruminant, qui peut ainsi se désaltérer tout en continuant sa route.

On a vu des caravanes, mourant de soif, tuer leurs chameaux et boire l'eau de leur cinquième estomac.

. . . .
. . . .

— Si nous sortions de chez cette bonne grosse

et grasse Lilloise, Petit Poucet? Je ne sais pas
ce qu'elle avale, mais j'ai peur d'être entraîné dans
ses nombreux estomacs, par le nouvel aliment
qu'elle absorbe et qui passe si vite.

— Non, ne bouge pas. Tu vas assister à un
phénomène nouveau. Ce que tu vois passer avec
tant de rapidité...

— Oh! oui, une rapidité qui m'effraye; j'aime-
rais mieux être à la cour.

— Tu es un poltron. Ce que tu vois passer si
vite n'est que de la betterave que l'on vient de
donner à la vache.

Ce légume est coupé en tranches plus ou moins
épaisses qui passent directement de la bouche dans
le troisième, puis dans le quatrième estomac, sans
passer dans la panse, revenir dans le bonnet, puis
sous la dent, pour y être broyées suffisamment et
insalivées.

— Cela est bien plus commode; le repas se fait
beaucoup plus vite.

— C'est un inconvénient très grand, au contraire.

Pour éviter cet inconvénient, on a inventé le
hache-paille, instrument qui coupe la paille fine-
ment et la mélange aux carottes et aux betteraves
avant de les donner aux vaches.

Cette paille, mélangée aux navets ou aux carottes,
force ces légumes à passer dans la panse, puis à

être ruminés, broyés, insalivés avant d'être projetés dans le feuillet et la caillette.

Tiens, regarde ce qui se passe en ce moment : les aliments vont directement de la bouche dans la panse. Les premières bouchées de tout à l'heure avaient été prises sans paille.

Lorsque les cultivateurs ne mélangeaient pas de paille aux navets et aux carottes, les bestiaux absorbaient ces aliments trop vite, sans les mâcher, et se donnaient des flux de ventre dangereux ; de plus, au lieu d'engraisser les animaux, ces aliments paraissaient les faire maigrir.

Grâce à la vulgarisation des sciences physiologiques, l'éleveur peut, aujourd'hui, donner impunément des betteraves, des navets et des carottes à ses bestiaux. Il suffit, pour cela, d'obliger ces aliments à passer dans la panse, ce qu'on obtient facilement au moyen de la paille hachée mélangée à ces aliments trop chargés d'eau et d'ingestion trop rapide.

C'est vrai. Voilà la panse qui se vide maintenant dans le bonnet, le bonnet dans la bouche et la bouche dans le feuillet, comme pour l'herbe tendre si bien fauchée tantôt par Bichette ; c'est le nom qu'on vient de donner à la patiente bête qui nous donne asile depuis une heure.

— Encore un mot, Poucet. Est-ce que ce ne sont

pas des estomacs de ruminants qu'on nous vend sous le nom de tripes ?

— Oui, même les tripes à la mode de Caen.

— Où allons-nous maintenant ?

— Tu vas le voir. Suis-moi dans la panse de cette vache noire qui a rompu sa chaîne et qui mange gloutonnement au milieu du champ de trèfle rouge.

— Oh ! que d'herbe ! que de trèfle dans cet estomac !

— Attends, tu vas assister à un phénomène curieux. L'animal ne mange plus ; l'herbe de l'estomac s'échauffe, dégage des gaz qui distendent considérablement les parois de la panse ; la vache étouffe et...

— Et moi aussi, j'étouffe ; mais comment sortir ?

— Par l'ouverture que le vétérinaire va faire tout à l'heure à la panse, pour donner passage aux gaz qui, sans cela, finiraient par crever ce ballon vivant et tuer la vache..

— Comme l'air siffle en sortant de là-dedans !

.   .   .   .

.   .   .   .

— Avant de passer à la digestion des carnassiers, il faut que je te fasse voir quelques-unes de ces productions étrangères à l'organisme que l'on rencontre parfois dans les deux derniers estomacs de la vache : le feuillet et la caillette.

Ce sont ces pelotes de poils que tu vois là, réunis en tas plus ou moins gros, dans les replis de ces deux poches de l'estomac.

Leur volume varie depuis la grosseur d'un œuf de poule, jusqu'au volume de la tête d'un homme adulte.

Le point de départ de ce feutrage animal est marqué par le rassemblement de quelques poils logés dans un des replis nombreux de la muqueuse stomacale. Ces poils constituent un noyau central, autour duquel viennent s'accoler les milliers d'autres poils que la vache avale en se léchant le ventre et les flancs, comme il lui arrive souvent de le faire dans l'intervalle de ses repas.

Ces poils sont entraînés d'autant plus facilement que la sécrétion salivaire de la vache et du bœuf est très abondante : la salive sert de véhicule à ces corps étrangers qu'elle tient en suspension, et qu'elle entraîne avec elle dans toute l'étendue du tube digestif.

Colin affirme que le bœuf sécrète, en vingt-quatre heures, *cinquante-deux kilogrammes* de salive, dix kilogrammes de plus que le cheval.

De sorte qu'un bœuf de vingt ans aura produit 379.600 kilogrammes de salive, ou 3796 hectolitres, environ.

SEPTIÈME EXCURSION

VOYAGE DANS L'ESTOMAC DES ANIMAUX (*Suite*).

I

Le chien. — Le tigre. — Le lion.

Chez les animaux carnassiers, tels que le chien, le tigre, le lion, etc., la digestion stomacale a une importance capitale.

Les pensionnaires du Jardin des Plantes sont à table ; entrons dans l'estomac du grand lion… Qu'y vois-tu ?

— De nombreuses et grosses glandes qui répandent beaucoup de liquide sur les morceaux de chair qui se succèdent rapidement ici.

— Ce liquide est le suc gastrique, dans lequel tu vois les grosses bouchées de chair crue pâlir, fondre et se liquéfier. Ce liquide est très actif et très abondant.

Grâce à l'action prompte et énergique de leur suc gastrique, les carnassiers peuvent absorber, dans un de leurs formidables repas, une masse de chair qui peut s'élever au cinquième et même au quart de leur propre poids : *Un loup peut manger un agneau pour son déjeuner*.

Allons chez les tigres.

— Oh! Petit Poucet, donne-moi la main pour passer sur la langue râpeuse de cette grosse bête dont les dents m'épouvantent.

— Tous les carnivores sauvages ont une langue puissante et très rude au toucher. En passant la main sur la langue d'un chat, l'on n'a qu'un exemple imparfait de la langue d'un tigre. Ces aspérités sont dues à la présence d'une infinité de glandes coniques, pointues et rugueuses sur la surface dorsale du muscle lingual des grands dévorants de la nature.

Ces cônes sont si développés chez le lion que cet animal peut, d'un seul coup de sa puissante langue, *éventrer un cheval ou un bœuf*.

II

— Introduisons-nous tout doucement dans le
bec de ce gros dindon qui dort là, au soleil, et qui
va nous servir de type, dans notre étude des oiseaux,
au point de vue de la digestion comparée.

Nous trouvons, après le bec et l'œsophage, un
jabot, un *ventricule succinturié* et un *gésier*. En tout,
trois estomacs.

Les aliments, comme tu peux le remarquer,
séjournent peu dans les deux premiers compartiments ; ils s'y imbibent, en passant, de sucs qui
les préparent à la mastication qu'ils vont subir dans
le *gésier*.

— Que de sable !... que de cailloux dans ce
gésier ! comme toutes ces pierres sont froissées,
pressées les unes contre les autres avec violence !...
quel bruissement assourdissant !

— Tous ces cailloux ont été avalés par le dindon ;
ce sont ses *dents*.

La paroi du *gésier* est épaisse, charnue, tapissée
intérieurement d'une membrane nacrée, mi-carti-

lagineuse, d'une résistance considérable et que les cuisinières ont soin d'arracher et de jeter aux ordures.

Ce *gésier* est doué d'une puissance de contraction qui va t'étonner tout à l'heure.

Regarde avec quelle facilité les graines sont broyées entre tous ces cailloux, véritables dents mobiles servant à la mastication la plus accomplie.

Un dindon, une poule ou autre oiseau granivore, qui ne pourraient pas se procurer de cailloux pour écraser leurs aliments, ne tarderaient pas à mourir de faim au milieu des graines qu'ils préfèrent le plus.

Quelques fermières, voulant hâter l'engraissement des poulardes, les nourrissent avec des grains cuits ; mais elles ne négligent jamais, même dans ce cas, de placer, dans la cage, une certaine quantité de sable où l'oiseau pourra *se confectionner un râtelier*.

Je t'ai signalé tout à l'heure la membrane semi-cartilagineuse qui tapisse le *gésier*. Cette membrane interne, blanche, légèrement rosée, avec des reflets de nacre jaunie, est d'une résistance prodigieuse.

Tu pourras t'en convaincre sur l'estomac d'un poulet, quand la cuisinière en fera l'ouverture : on entend un bruit caractéristique produit par la résistance qu'offre cette membrane au couteau qui pratique la section de l'estomac.

Les corps les plus durs, les lames les plus acérées, n'attaquent pas cette membrane animale vivante.

Trois exemples suffiront pour t'édifier sur cette intéressante paroi interne du *gésier* et sur la force incroyable de contractilité dont cet estomac est doué, à l'état normal, chez les oiseaux granivores surtout.

1re *expérience :* Un tube en cuivre qui pouvait supporter, en tous sens, une pression de soixante-quinze kilogrammes a été placé dans une *gobe* qu'un dindon a avalée.

Quelques jours après, le tube a été rendu aplati, déformé par la force contractile des muscles du *gésier* de ce paisible granivore.

2e *expérience :* Le même dindon avala, quelques jours après, une grosse pilule de pain dans laquelle on avait dissimulé une balle de plomb hérissée de pointes d'aiguilles et de lames de canif extrêmement fines et aiguisées.

Quant l'animal rejeta la balle de plomb, les aiguilles ne piquaient plus, les lames de canif ne coupaient plus.

On tua immédiatement ce dindon, et l'on constata que la muqueuse interne de son gésier était saine et intacte, quand on avait pensé la trouver perforée ou gravement endommagée. On ne constata, au contraire, aucune trace, ni de passage ni de séjour de ces dangereux corps étrangers dans l'estomac de l'oiseau.

— Cela tient du prodige, et, pourtant, c'est réel, puisque tu l'affirmes, puisque tu l'as vu.

— Piqué par la curiosité de constater personnellement un phénomène semblable, j'ai répété les expériences que tu pourras lire dans Béclard, si tu étudies un jour la physiologie. Mes épreuves ont été concluantes ; il ne m'a plus été permis de douter de la force musculaire du gésier ni de l'invulnérabilité de sa *cuirasse intérieure.*

3ᵉ expérience : Voici une troisième expérience facile à faire ; elle est inoffensive pour l'animal qu'on y soumet. Tu pourras la répéter autant de fais que tu le voudras.

Après avoir fait avaler, en les trempant dans l'huile ou la graisse fondue, une douzaine de noisettes ou de noix à un dindon, tu fais, à ce gros gourmand, les honneurs du salon pendant une heure environ : toutes les noix seront cassées, et tu entendras distinctement le bruit caractéristique accompagnant leur écrasement dans ce casse-noisettes d'un nouveau genre.

— Je ne manquerai pas de répéter cette expérience, dès que j'en aurai obtenu l'autorisation de mes parents.

— Chez les oiseaux carnivores, le travail de la digestion est dû, surtout, à la puissante activité du

suc gastrique, plutôt qu'à la contraction musculaire proprement dite du *gésier*. La chair est promptement désagrégée, dès qu'elle arrive dans le *gésier*,
par l'action dissolvante du suc gastrique.

Un grand nombre d'oiseaux carnivores n'ont pas
de jabot ; mais, en revanche, chez ces mêmes oiseaux
le ventricule succenturié est très développé et sécrète
une grande quantité de suc analogue au suc gastrique.

Les oiseaux ont un régime très varié.

Les uns vivent exclusivement de grains ; les
autres y joignent des insectes et des poisons ;
d'autres sont exclusivement carnivores. La longueur de leur tube digestif est proportionnée à la
nature de leur régime alimentaire.

Le perroquet n'a pas de vésicule biliaire.

— Ce qui n'empêche pas le mien d'être d'un
tempérament très bilieux et d'avoir un fort mauvais caractère.

III

Curiosités scientifiques. — Une patte de hanneton dans un œuf de poule.

Pendant que nous sommes chez les oiseaux, il faut que je t'entretienne d'une particularité curieuse et très surprenante, pour les personnes qui n'ont pas voyagé, comme nous, dans tous les domaines de la nature vivante ou inanimée.

On trouve quelquefois des corps étrangers dans les œufs les plus frais pondus qu'on nous sert sur nos tables.

J'ai été une fois témoin, à la campagne, de ce petit incident, et je me suis bien amusé en entendant les diverses explications que les paysans ne manquent jamais de donner à ce petit phénomène tout naturel et tout simple.

On trouva une patte de hanneton au milieu d'un excellent œuf à la coque.

Surprise générale ;... inspection minutieuse des œufs du déjeuner ;... inquiétude visible des convives qui avaient mangé les leurs sans examen sérieux ;... commentaires de toutes sortes, suppositions et explications cent fois plus prodigieuses que l'événement lui-même...

Les plus raisonnables disaient : Nous sommes en mai ; la poule a mangé des hannetons et les pattes de ces animaux sont venues se loger dans l'œuf, quand l'œuf et les pattes étaient encore *dans l'estomac*.

Cette explication leur suffisait.

D'autres se contentaient seulement de ces mots insignifiants : — On trouve des pattes de hannetons dans les œufs, parce que c'est la saison des hannetons ; un chat est un chat.

D'autres, enfin, *plus savants*, les oracles sous l'ormeau, affirmaient, avec le plus grand sang-froid du monde, que la poule *avait eu des envies*,... *qu'elle avait fait un regard !*

Il faut être témoin de ces petites scènes, pour les croire, pour avoir une idée de l'ignorance scientifique qui existe encore dans toutes nos campagnes, et la disposition qu'ont tous les cerveaux à croire au merveilleux. Que d'hommes qui naissent, vivent et meurent encore aujourd'hui au milieu des forces déprimantes et négatives de la superstition !

— J'avoue, Petit Poucet, que je ne suis pas moins étonné que les paysans de ce que tu me dis là.

— Rien n'est plus simple que l'explication scientifique de ce phénomène.

Tu sais qu'un corps n'est *assimilable*, c'est-à-dire susceptible d'être absorbé par l'organisme, que s'il a été attaqué, désagrégé par un, au moins, des sucs de la digestion.

— Oui, Poucet ; je me rappelle que tous les corps qui ne sont pas attaquables par les sucs de la digestion, la salive, le suc gastrique, le suc pancréatique, la bile ou les sucs intestinaux, que ces corps réfractaires à tous les réactifs chimiques, comme tu le dis, traversent tout le tube digestif, comme un purgatif, sans concourir à l'alimentation du corps et produisent sur la muqueuse intestinale ce que produit un grain de sable dans l'œil, une irritation, une titillation qui provoque une sécrétion d'eau abondante.

— Parmi ces corps dits *réfractaires* que nous retrouvons dans tous les résidus de la digestion, nous pouvons nommer le son, épiderme du blé, chez le cheval ; les noyaux de fraises, de framboises, de groseilles ; les pépins de raisins, etc., les ailes et les pattes des insectes lourdement charpentés comme les *hannetons*.

Suis bien, avec moi, l'ovule qui se détache de l'ovaire, c'est-à-dire le petit œuf qui se sépare de la glande comme un grain de raisin plus mûr que les autres qui se détacherait de la grappe.

— Je te suis, Poucet, et t'écoute attentivement, tant je suis curieux de savoir comment une patte de hanneton peut se trouver renfermée dans un œuf.

— Cet ovule ou petit œuf, gros comme une lentille, et sans coquille, suit, en se détachant de l'ovaire, ce conduit appelé *conduit ovulifère*, qui vient s'ouvrir dans une espèce de poche, de cloaque communiquant avec l'intestin.

C'est de ce cloaque, de ce *conduit ovulifère*, que l'œuf, quand il sera formé, passera dans le tube digestif de la poule, et sera conduit au dehors par l'opération de la *ponte*.

Quand l'ovule, l'*œuf*, se détache de la grappe, il est mou, composé du vitellus, le *jaune;* puis ce jaune se couvre de *blanc*, d'albumen; puis enfin ce blanc se recouvre lui-même d'une couche calcaire qu'on nomme coquille.

Il est bien entendu que la patte du hanneton ne pourrait pas traverser la coquille, pour venir se loger dans l'œuf ; elle doit donc être apportée dans le *jaune* ou le *blanc*, lorsque ce *jaune* et ce *blanc* sont en état de formation dans le conduit ovulifère et le cloaque, communiquant, comme tu le vois, avec l'intérieur de l'intestin. Ce qui revient à dire que ce corps étranger, cette patte de hanneton, ne peut être apporté dans le jaune ou le blanc qu'avant la formation de la partie calcaire et dure de la coquille de l'œuf.

La patte de hanneton est revêtue d'une infinité

de petits poils, de petites plumes et de petites barbes dirigées dans le même sens, comme les barbes
d'un épi de seigle, d'orge ou de blé barbu.

Sous l'influence des mouvements péristaltiques,
de l'intestin, c'est-à-dire des mouvements vermiculaires *de haut en bas*, la patte du hanneton des-
cend vers la partie inférieure du tube digestif ;
mais il peut arriver, et cela arrive, que cette patte
de hanneton s'arrête à l'ouverture du cloaque, du
conduit ovulifère qui renferme l'œuf à l'état de formation, et se dirige même vers cet œuf, en sortant
de l'intestin et en pénétrant dans le conduit ovulifère, en remontant vers l'ovaire.

Elle rencontrera, en route, des ovules à différents âges, à différents degrés de formation ; elle
se fixera, s'accrochera sur l'un d'eux, et, bientôt, se
trouvera revêtue d'une couche d'albumen, de *blanc*
et de la coquille.

— Et la patte de hanneton sera emprisonnée
dans l'œuf, sans que la poule ait eu, pour cela, ni
une *envie* ni un *regard ?*

— Tu l'as dit.

Pour te rendre bien compte de la façon dont
cette patte remonte dans le tube ovulifère, vers
l'ovaire, à la rencontre des œufs, il ne suffit que
de passer un épi de seigle dans la manche de ton
habit, ou, plutôt, de ta chemise, de façon que les

extrémités libres des barbes de cet épi soient dirigées vers la main.

Bientôt tu constateras que l'épi a changé de
place et tu le retrouveras sous le bras, dans le dos
ou quelquefois même dans le cou et dans les che-
veux qui recouvrent la région occipitale.

Voilà l'explication du fait le plus simple, le plus
mécanique et qui semble, à première vue, si extra-
ordinaire.

Viens chez les reptiles où tu rencontreras une
chose *unique* dans la nature : *une glande dans un
muscle*.

Les reptiles. — La chasse aux grenouilles. — Deux phénomènes uniques dans la nature. — La vipère et ses armes.

— L'histoire générale des reptiles nous tiendrait
trop de temps. Visitons promptement l'ordre des
Ophidiens, ou serpents, que nous diviserons en
catégories :

1° *Les serpents non venimeux ;*

2° *Les serpents venimeux.*

Des qualités sont communes aux deux groupes ;
d'autres qualités ne sont communes qu'à un seul
groupe.

Les serpents non venimeux, qui constituent le
premier groupe, ont deux rangées de dents fines
et pointues dirigées d'avant en arrière, et qui faci-
litent beaucoup l'introduction de leurs aliments
dans le tube digestif.

Approchons-nous de ce gros paresseux de boa
qui dort béatement sur sa couverture, et à qui l'on
va servir à déjeuner tout à l'heure.

— Mais on lui donne un lapin vivant à manger ?

— C'est ce qu'il aime le mieux.

Regarde-le bien ; la façon dont il s'y prend à table va t'intéresser. Il fascine sa proie, la saisit et se met en mesure de l'avaler toute vivante.

Il met plus ou moins de temps à opérer cet acte de la digestion. La mastication étant interdite à cet animal, à cause de la disposition semi-horizontale de ses dents, il avale tous ses aliments sans les mâcher. Lorsque la proie est trop grosse, il lui écrase les os et la broie dans ses anneaux.

Le suc gastrique de son estomac est si puissant, si actif, que les aliments sont décomposés, fondus, désagrégés en arrivant dans la poche stomacale ; une partie même de la proie est déjà digérée quand l'autre, encore à l'air, commence à donner des signes de putréfaction, comme cela se remarque chez les gros serpents, le boa constrictor, par exemple, qui engloutit des moutons, des biches, des chevreuils et des chèvres.

— Voilà ce que je n'ai jamais pu comprendre, Poucet. Comment cette longue bête peut-elle, avec une si petite tête, avaler des aliments d'un pareil volume ?

— Cela tient à une disposition particulière des mâchoires de ces animaux, qui sont indépendantes l'une de l'autre. La mâchoire inférieure, au lieu d'être soudée à la mâchoire supérieure, par une articulation mobile, comme chez les autres animaux, cette mâchoire peut s'écarter considérablement de l'autre, suivre la dilatation des tissus et de la peau du cou, et permettre l'introduction, dans cette région d'apparence si étroite, de corps alimentaires vingt fois, trente fois plus volumineux que la tête de ces puissants reptiles.

Tout le monde sait qu'un serpent de moyenne taille, 1 m. 50 à 2 m. de longueur, avale très facilement des lapins gros comme le poing.

Allons au bord de l'étang aux grenouilles ; c'est l'heure à laquelle on est sûr d'assister au déjeuner des serpents libres, c'est-à-dire des couleuvres à collier qui pullulent dans ce quartier.

Ces petits serpents inoffensifs sont encore connus sous le nom *d'anguilles de haie*.

Tiens, en voici une ; regarde-la s'approcher silencieusement de cette grosse bête de grenouille qui l'attend naïvement.

La couleuvre attaque toujours sa proie par la tête, comme les gros serpents.

Elle *happe* la grenouille par le bout du nez, la mord avec ses petites dents fines et acérées. La pauvre victime veut fuir, veut reculer ; mais en reculant elle se pique davantage aux pointes d'ivoires de son ennemie : ces pointes sont dirigées d'avant en arrière, à l'une et à l'autre mâchoire, où elles forment deux admirables rangées d'aiguilles qui s'enfoncent jusqu'à la partie la plus profonde du gosier.

La victime, blessée dans ses mouvements de recul, ne se porte plus en arrière. Regarde: elle pousse, au contraire, au moyen de ses quatre pattes, et fait tous ses efforts pour s'enfoncer dans l'œsophage de la couleuvre, afin d'éviter la piqûre des dents.

La couleuvre n'ayant plus d'efforts à faire, distend ses mâchoires, ouvre les portes de son estomac toutes grandes et offre à la grenouille une entrée aussi souple et aussi libre que possible... Tiens... voilà le corps qui passe, puis les pattes... *et le tour est joué !*

— Mais que fait donc la couleuvre ? Elle cherche encore quelque chose ?

— Elle cherche à prendre cet oiseau qui voltige autour d'elle ; car elle n'est pas moins friande de gibier que de poisson.

— Oui, mais les oiseaux ne sont pas si bêtes que les grenouilles, et ne se laissent pas prendre.

— C'est ce qui te trompe. L'oiseau fasciné par le regard fixe du serpent se laisse approcher et manger par son ennemi.

— Oh ! Poucet, regarde donc cette vilaine bête. Vois-tu comme elle s'est jetée sur une vache, et comme elle la mord ?

— Non, elle ne la mord pas, elle lui suce son lait ; c'est ainsi que font les couleuvres à collier quand elles peuvent approcher des chèvres et des vaches mal gardées le long des *lisières des bois*.

Retournons promptement à la Ménagerie; allons faire une courte promenade chez les serpents venimeux dont la vipère commune est le type.

. . . .

Les serpents venimeux ont une seconde série de dents situées de chaque côté de la mâchoire supérieure.

Passons dans une de ces dents crochues, *dents à crochet ;* cela nous sera facile puisque ces dents à venin sont *creuses*.

A l'état de repos, ces armes sont couchées, les unes sur les autres, dans un fourreau, repli de la gencive que tu aperçois ici. Au moment du combat, elles se redressent menaçantes et terribles.

Là, à leur base, tu peux remarquer une légère ampoule : c'est une petite poche pleine du liquide mortel qui doit tomber dans la plaie faite par la dent sur une victime quelconque.

Suivons toujours ce conduit à venin...

— Mais, Poucet, n'allons-nous pas nous empoisonner dans ce voyage dangereux ?

— On n'a rien à craindre du venin de la vipère, tant que ce venin ne pénètre pas dans les chairs et ne se mélange pas au sang. Il n'est dangereux que lorsqu'il est entraîné dans le torrent de la circulation lymphatique ou sanguine. Il n'a même

aucune espèce d'influence sur le tube digestif sain ;
on peut en avaler une cuillerée sans danger ; mais
une seule gouttelette dans le sang peut tuer un
homme.

— Tu me rassures un peu. Allons jusqu'au bout ;
je serai courageux, va !

— Continuons notre route. Là, faisant suite à
ce conduit à venin, nous trouvons la source du
venin lui-même, la glande meurtrière qui fabrique
et sécrète le poison le plus violent et le plus subtil.

De même que le foie fait de la bile, les glandes
lacrymales des larmes, les glandes mammaires du
lait et les glandes salivaires de la salive, cette
glande, chez le serpent venimeux, a la propriété de
faire un liquide incolore, inodore et sans saveur
spéciale qu'on appelle venin.

Cette glande est unique dans la nature par sa
position respective.

Tu la vois située au milieu d'un muscle que les
anatomistes appellent *ptérygoïdien interne. C'est
le seul exemple, dans la nature, d'une glande dans
un muscle.*

Tu vas comprendre, maintenant, le curieux mécanisme qui accompagne la morsure de la vipère,
ainsi que du crotale, du sonnette et de tous les autres serpents venimeux.

A l'heure du combat, la vipère siffle, sonne la
charge ; ses yeux s'injectent, brillent d'un éclat et

d'un reflet tout particuliers qui inspirent la terreur, et font frissonner le plus hardi chasseur de ces bêtes cruelles. Les dents meurtrières se relèvent et l'animal bondit sur sa proie ou sur son ennemi qu'il mord vigoureusement.

Tu es passé dans le canal de la dent creuse ; c'est par ce canal que le venin va couler dans la partie la plus profonde de la plaie que vient de faire la dent.

En mordant, les muscles de la mâchoire se contractent, se raidissent ; la glande à venin se trouve pressée comme une éponge serrée dans la main, elle verse son produit de sécrétion dans le canal qui le conduit au réservoir qui est sous la dent creuse. Ce réservoir, pressé par la base de la dent, se vide dans le canal dentaire qui en verse le contenu dans l'ouverture sanglante et douloureuse qui vient d'être faite par la dent. Ce poison, entraîné par la circulation dans l'organisme, corrompt le sang et engendre tous les désordres consécutifs de l'absorption des poisons les plus violents.

Quand une dent casse, il y en a une autre dessous qui se redresse immédiatement et vient remplacer la première : la vipère a plus d'une épée au fourreau.

— Ce que tu me dis là me surprend beaucoup, Poucet. J'avais toujours cru que la vipère piquait ses ennemis avec les deux dards qu'elle a au bout de la langue, et que tous ses moyens d'attaque et de défense étaient limités dans cet organe si mobile et si expressif.

— C'est une erreur. Ces dards ne sont que des organes tactiles ; les serpents non venimeux en possèdent ; rappelle-toi la langue de cette buveuse de lait, cette grosse couleuvre à collier qui engloutit si discrètement les grenouilles du marais.

La langue de ces Reptiles ophidiens est peu mobile. Elle offre, à son extrémité antérieure, une ouverture qui rend de grands services à ces animaux, pendant le temps qu'ils prennent leurs repas.

Le volume démesuré de leur proie obstrue complètement leur pharynx et les empêche de respirer par les voies ordinaires de la respiration.

Grâce à leur langue, qu'ils portent en avant de leurs arcades dentaires, ils peuvent se procurer assez d'air pour éviter l'asphyxie, lorsque leurs proies stationnent durant plusieurs heures, plusieurs jours dans la cavité buccale.

Cette particularité du serpent, qui peut respirer par le bout de la langue, est unique dans son genre : aucun autre animal ne jouit de cet avantage.

— Lorsqu'on rencontre un serpent, comment peut-on savoir qu'il est dangereux ou qu'il ne l'est pas ?.... As-tu un moyen pour cela, Petit Poucet ?

— Il y en a trois ; je vais te les exposer, tu choisiras celui qui t'offrira le plus de chances de succès et de sécurité.

1º A la queue : celle de la couleuvre est fine, pointue, régulièrement effilée ; celle de la vipère est grosse, courte, brusquement limitée, tronquée.

— Quand les bêtes sont en repos, ces connaissances peuvent servir ;... mais quand elles courent à travers les broussailles ?

— 2º A l'œil : la couleuvre, comme tous les serpents non venimeux, a les yeux ronds, circulaires... La vipère, comme tous les serpents venimeux, a les yeux de forme ovale, comme le chat au soleil de midi.

— Ce moyen est plus pratique, surtout si la bête a les yeux ouverts.

— 3º A la dent crochue que tu connais et que les serpents non venimeux ne possèdent pas...

— Merci de ce procédé, Petit Poucet, je ne m'engage pas à y aller voir.

Ce que je voudrais encore savoir, c'est ce qu'il est urgent de faire lorsqu'on se trouve en présence d'un accident causé par une de ces bêtes venimeuses.

— Voici : appliquer immédiatement une ligature entre le cœur et la morsure, s'il s'agit d'une région qu'on puisse lier sans danger.

Faire saigner la plaie, la laver, après ligature faite, avec de l'eau ammoniacale ou de l'ammoniaque pure quand on peut s'en procurer. Je te recommande cette précaution que tous les chasseurs devraient prendre aussi : faire une visite à son pharmacien et lui demander un flacon d'ammoniaque et un flacon d'alcool à 90°.

Il est prudent de laver avec l'un ou l'autre liquide toute espèce de piqûre de n'importe quel reptile ou quel insecte : on ne se soustrait pas toujours impunément à cette loi générale.

On te raillera peut-être, on t'appellera poltron ; laisse dire et rire ces forts et ces hardis savants ; mais sache que si toutes les familles prenaient ces petites précautions, elles s'éviteraient souvent beaucoup de peines, de souffrances et de chagrins profonds.

Dans le cas où il s'agirait d'une morsure de vipère, il faudrait sucer vite la plaie quand la région blessée le permet. Il ne faut pas hésiter un instant quand on n'a aucune excoriation ni aux lèvres, ni aux gencives, ni à la langue. *Ce remède* est le plus salutaire. Tu sais qu'il n'y a aucun danger à pratiquer cette succion, puisque le venin de vipère peut être avalé impunément, qu'il n'exerce aucune action mauvaise sur le tube digestif, et qu'il n'est dangereux que lorsqu'il est mélangé au sang, ainsi que tu viens de l'apprendre.

Voilà tout. Fais-en ton profit et fais-en profiter tes amis.

11.

V

Les poissons. — Leur puissance digestive.

La plupart des poissons sont des animaux très voraces, qui avalent gloutonnement tous les petits animaux placés à leur portée, tels que vers, mouches, insectes de toute espèce, des mollusques, des poissons...

Quelques-uns d'entre eux avalent en même temps des aliments végétaux.

Le travail de la mastication est nul chez le poisson.

Les aliments ne font que passer dans sa cavité buccale et ne s'y arrêtent pas.

Quelques poissons manquent de dents ; mais c'est le plus petit nombre. La plupart en ont non seulement aux deux mâchoires, *mais encore sur la langue*, jusque dans l'arrière-bouche, sur les arcs-branchiaux et sur les os du pharynx.

Comme chez les reptiles, ces dents, soudées aux os maxillaires et non alvéolaires, sont plutôt destinées à retenir la proie qu'à une véritable mastication.

Les poissons n'ont pas de glandes salivaires ; ils

ont, en revanche, les sucs de l'estomac d'une activité prodigieuse : cet estomac est simple ; leur intestin est court ; leur foie grand et mou.

Leurs aliments sont désagrégés, en arrivant dans l'estomac, par la puissance de leur suc gastrique.

L'activité de ce produit est tellement grande que, si l'animal meurt en état de digestion, on trouve souvent la *muqueuse propre* de son estomac détruite par l'action de son suc gastrique. Lorsque le poisson meurt de. faim, les parois de son estomac sont perforées par l'action corrosive du suc gastrique qu'elles ont sécrété durant les dernières heures de la vie.

. . . .

Suis-moi chez les insectes.

VI

Les insectes, les mollusques et les zoophytes.

— Parmi les insectes, je ne te signalerai, que la *sauterelle du désert* dont l'estomac est armé de dents puissantes.

Les mollusques, au point de vue de la digestion, n'offrent rien de bien remarquable.

Les zoophytes, *éponges*, et les polypiers sont les animaux placés au bas de l'échelle zoologique.

Ils servent, en quelque sorte, de ligne de démarcation entre les animaux et les végétaux.

La sensitive a-t-elle moins d'*intelligence* et d'*instinct* que l'éponge ?

L'œil armé du microscope le plus parfait n'a jamais pu découvrir les moindres vestiges du tube digestif ni des zoophytes ni des polypiers.

Voici ce que la science peut nous apprendre sur la digestion de l'éponge et sur sa nutrition :

Cet animal étant fixé au sol ne peut courir à la recherche de sa nourriture. Il attend donc que les parcelles alimentaires viennent tomber sur sa surface. Comme il n'a point de tube digestif proprement dit, l'absorption s'exécute sur tous les points

de cette surface. Ces animaux reçoivent les maté-
riaux de leur nutrition à peu près comme les plantes les plus simples.

Voici un autre phénomène extrêmement curieux :

Après un temps plus ou moins long, l'éponge,
sous l'influence d'une contraction spasmodique,
se retourne comme le ferait un doigt de gant. La
partie externe devient la partie interne et la surface interne devient la surface externe ; c'est-à-dire,
si l'on veut généraliser, que *le tube digestif* devient
l'épiderme, et que *l'épiderme* devient *le tube digestif*.

Le polype se nourrit comme l'éponge, par imbibition, l'endosmose des savants.

Les polypiers engendrent des montagnes con-
sidérables par leur prodigieuse multiplication.

DEUXIÈME PARTIE

DE LA RESPIRATION

HUITIÈME EXCURSION

UN VOYAGE D'AGRÉMENT DANS LES ORGANES
RESPIRATOIRES

I

Le rendez-vous.

— Bonjour, Arnould !

— Bonjour, Petit Poucet. A quelle heure viens-tu aujourd'hui ?

— A huit heures du matin au lieu de venir à huit heures du soir. Nous allons faire notre promenade de jour, chez toi, pendant le temps de ta récréation.

Nous nous promènerons d'une à deux heures.

Nous voyagerons dans les domaines aériformes de ton bon Charlot.

— Oh ! je le veux bien ! Il a une poitrine énorme ; nous y serons à l'aise.

— Je t'attendrai à une heure, sous la grande pyramide du jardin.

— J'y serai.

II

— Me voici, Petit Poucet.

— Très bien ! Que fait Charles ?

— Il étend ses paillassons sur ses couches pour que le soleil ne les brûle pas ; il va arriver tout à l'heure.

— Il faut nous placer de manière à pouvoir pénétrer dans une de ses narines ; c'est l'entrée normale du tube respiratoire.

— Mais Charles prise, et ce sera peut-être un peu difficile de se créer un passage au milieu des innombrables poussières de tabac qu'il s'introduit dans le nez.

— C'est en compagnie de sa prise que nous passerons dans ses fosses nasales.

Suis-moi ; tâchons de nous introduire, avec le tabac, entre les doigts de Charles.

Je veux te faire constater les dégâts qui existent sur les parois du nez de ton priseur.

Le voilà qui ouvre sa tabatière ; courons.

— Je ne te quitte pas.

— Nous voilà arrivés à destination ; regarde ces parois.

— Elles sont très rouges : pourquoi?

— Parce que le tabac les a rendues malades. La peau qui les recouvre est très épaisse et les nerfs qui sont dans cette peau sont paralysés.

La prise fait perdre le sens de l'odorat, fatigue le cerveau et rend très souvent sourd, en même temps qu'elle affaiblit la vue.

Tu verras cela quand nous ferons une excursion dans l'oreille et dans l'œil. Passons dans le larynx en nous introduisant, avec l'air, au-dessous de la soupape qui s'est fermée sous tes pas, lorsque tu es descendu dans l'œsophage du gros monsieur qui a tant mangé, à la gare Saint-Lazare.

— Comment appelles-tu cette trappe... Le Pilote?

— L'*Epiglotte!*

— Comment appelles-tu la grosse bosse que Charles possède en avant du cou ?

— La *pomme d'Adam*... Que regardes-tu là?

— Quelque chose que j'ai cru voir remuer tout autour de ce conduit à l'air ; on aurait dit la corde d'une contrebasse agitée par l'archet. Tiens ! vois-tu ?

— Oui. C'est la vibration de véritables cordes, ainsi que tu l'as dit, et qu'on appelle *rubans vocaux* ou *cordes vocales*. Ce sont ces cordes qui, en vibrant, produisent le son de notre voix, le cri, le chant.

Il faut travailler beaucoup et longtemps pour apprendre à bien chanter.

Descendons toujours dans la *trachée-artère*.

— Mais nous sommes arrivés à la partie inférieure. Où allons-nous maintenant ? Où es-tu, Poucet ? Petit Poucet, où es-tu allé ? Tu ne me réponds pas !

— Arnould !

— Me voilà, où es-tu passé, Petit Poucet ?

— Du côté droit de la poitrine, et toi tu es passé du côté gauche.

J'aurais dû te prévenir que la trachée- artère se divisait en deux parties à son extrémité inférieure, ou en deux *bronches :* une bronche droite par où je me suis dirigé, et une bronche gauche dans laquelle tu t'es introduit.

Ces bronches qui la continuent sont des canaux cerclés comme elle.

Vois ces petits anneaux durs et blancs qui entourent les bronches et qui les maintiennent béantes...

La bronche droite se divise encore en deux gros rameaux, à quelque distance de la trachée-artère. Regarde-moi toujours bien, afin de ne plus te perdre en route.

— Est-ce qu'il y a aussi deux chemins pour conduire au poumon gauche ?

— Non ; il n'y en a qu'un.

Nous voici dans le poumon droit ; regarde toutes ces divisions des bronches, ce sont autant de canaux dans lesquels s'introduit l'air. Avançons toujours, nous arrivons dans la dernière limite de la division des bronches : dans une *cellule* du poumon. Regarde bien ce qui se passe dans la *muraille* de cette cellule.

— Je ne vois rien.

— Passons et restons dans l'épaisseur de cette faible muraille. Que remarques-tu maintenant ?

— Du sang et des courants d'air.

— Où se trouve le sang ? Regarde attentivement et ne te trompe pas.

— Dans des vaisseaux nombreux qui sont situés dans l'épaisseur du mur de la cellule.

— Et les courants d'air ?

— J'en remarque deux qui soufflent en sens contraire. Un, venant de l'intérieur de la vésicule, et qui se dirige sur une infinité de petits voyageurs qui courent dans les canaux qui sillonnent les murs. L'autre, qui semble soufflé par ces petits voyageurs et qui se dirige vers la route que nous avons prise ; ce dernier zéphir est beaucoup moins fort que le premier, et ne me procure pas autant de plaisir. Je respire mal en sa présence.

— C'est que le courant le plus faible, lancé par les voyageurs, est du *gaz de mort* : on l'appelle acide carbonique. Le courant le plus fort, c'est-à-dire qui se dirige sur les voyageurs, est le *gaz de vie*, on l'appelle oxygène.

— Je connais ces deux gaz ; papa m'en a fait l'histoire. L'oxygène se trouve dans l'air atmosphérique, et l'acide carbonique se trouve dans la *grotte du Chien*, en Italie.

— Oui, mais il se trouve ailleurs qu'en Italie. On le rencontre partout où il y a du feu, sur nos foyers, dans nos forges, dans nos poumons.

— Est-ce qu'il y a du feu dans nos poumons ?

— Oui.

Sache, pour ton instruction, et pour te guider plus tard, que chaque fois que du charbon se consume à l'air libre ou avec de l'oxygène pur, il se produit un autre gaz appelé acide carbonique. Les millions de petites cellules des poumons se remplissent d'air dans l'acte de l'inspiration, et cet air contient de l'oxygène.

Ces dernières ramifications de la trachée-artère et des bronches ne sont visibles qu'au microscope, instrument qui grossit beaucoup les objets.

C'est dans le vaisseau, en compagnie des petits hommes qui courent si vite, que le charbon brûle.

— Et ce feu ne s'éteint jamais ?

— Jamais... tant que le soufflet fonctionne.

— Qu'appelles-tu le soufflet ? Nous avons un soufflet dans les poumons ?

Oh ! montre-moi celui de Charles, il doit être bien gros.

— En effet, il est très volumineux ; il est en rapport, du reste, avec le foyer de sa forge.

Tu le vois où nous sommes. Le corps de ce soufflet est représenté par les poumons ; et le tube, par où l'air circule, n'est rien autre chose que tout ce long canal qui commence à l'ouverture des narines et qui se termine dans le corps du poumon.

En voici la *basane* ; c'est un muscle appelé *diaphragme*. C'est lui qui, avec les petits muscles que tu remarques entre les côtes, fait jouer le mécanisme du soufflet et approvisionne d'air le coffrefort du banquier, la vésicule pulmonaire où nous nous trouvons, et sous les arcades de laquelle se promènent, en toute sécurité, les deux voyageurs dont nous avons parlé : le *chyle* et le *sang noir*. C'est là qu'ils opèrent l'échange qui entretient leur commerce et la vie générale des plantes et des animaux.

L'acide carbonique procure la nourriture aux plantes, aux herbes qui, plus tard, procureront elles-mêmes de la nourriture aux animaux qui alimenteront les hommes. Ce qui ne pourrait pas nourrir les animaux, ce qui les tuerait même, nourrit les végétaux, et ces végétaux nourriront les animaux.

— Comment ! ce vilain gaz qui se dégage de tous les poumons et de toutes les machines de chemins de fer produit de l'herbe pour Bichette ?

— Oui, et même des arbres pour construire nos maisons et nos flottes.

— Oh ! quelle est cette liqueur rouge... rouge... que j'aperçois là ?

— Du sang qui revient dans le cœur par des vaisseaux spéciaux, qu'on appelle *veines pulmonaires*.

Tous les vaisseaux qui arrivent au cœur s'appellent *veines*, qu'ils contiennent ou non du sang noir, et tous les vaisseaux qui partent du cœur se nomment *artères*, qu'ils contiennent ou non du sang rouge.

— Dis-moi, mon petit ami, pourquoi ce sang, qui tout à l'heure était noir dans un vaisseau, est rouge dans un autre. Comment a-t-il changé de couleur ?

— En brûlant son charbon. Il y a, dans le sang, plusieurs principes que tu étudieras un jour. Il y a du fer, par exemple, et, dans cette partie ferrugineuse, un corps que les savants appellent *hématosine*, et qui a la propriété de rougir dès qu'il est en contact avec l'oxygène, en même temps qu'il se charge d'une grande quantité de ce gaz.

— *Hématosine !...* voilà un beau mot, mais je ne le comprends guère, Petit Poucet. Si tu le laissais aux savants et que tu m'en donnasses un autre de ta composition?

— Je le veux bien. Appelle-le *éponge d'amiante à oxygène*.

— Je ne suis pas encore satisfait, Poucet. Quelle est la signification de tous ces grands mots?

— *Transformation du sang noir en sang rouge,* phénomène que les savants appellent *hémathose* !

. — Dis-moi, Petit Poucet, est-ce que nous n'allons pas prolonger notre excursion jusque dans le cœur de mon bon Charles ; on dit qu'il en a tant ! le sien doit être bien gros?

— Ne confonds pas le moral avec le physique, mon ami ; les sentiments généreux ne se mesurent pas sur le volume plus ou moins gros du cœur. Nous reviendrons un autre jour pour étudier le cœur et le sang. — Passons dans d'autres poumons, ceux de Charles sont en bonne santé. Tu comprendras mieux les maladies des poumons et des autres organes de la respiration, en faisant une promenade dans les organes respiratoires de cette pauvre Madeline, qui est si malade, dit-on, depuis quelques mois, et qui sourit avec tant de bonté aux passants... et aux rayons du soleil, surtout.

III

Le poumon de Madeline.

— Entre avec moi dans les poumons de la pauvre malade.

Elle est très faible, elle peut à peine respirer ; elle tousse difficilement.

Regarde ! Une grande partie de ses *cellules* pulmonaires sont remplies de liquide. Et puis, un grand nombre de cellules manquent.

— Oh ! c’est affreux cela ; quel bruit on entend dans ce poumon. Est-elle dangereuse cette maladie-là, Petit Poucet ?

— Oui, très dangereuse, souvent mortelle. C’est la maladie qu’on appelle vulgairement : la *maladie de poitrine* : c’est la phthisie pulmonaire.

— J’en ai entendu parler. Mais je crois me rappeler que grand-papa m’a dit qu’on n’en guérissait jamais, de cette maladie.

— Jamais, n’est pas le mot, Arnould. Viens, partons d’ici et allons dans le poumon droit de Vincent, ton voisin : tu verras que ce mal n’est pas incurable.

On est mal à l’aise, où le *gaz de vie* n’est pas prodigué ; c’est ce qui fait le malheur de la pauvre Madeline...

IV

— Que remarques-tu sur la partie supérieure du
poumon droit de Vincent?

— Une grande toile, grise, qui a l'air d'être
étendue sur la surface de ce soufflet qui est beaucoup moins gros que celui de Charles.

— Regarde de plus près, et tu verras qu'une
partie du poumon a disparu sous la toile grise que
tu dis qui le recouvre.

Une maladie sérieuse est passée par là, il y a de
nombreuses années. Vincent est un homme de
soixante-huit ans, et à l'âge de quinze, vingt, trente
ou même quarante ans, il était atteint de la même
maladie de poitrine que Madeline : il était *poitrinaire*.

— Et il ne l'est plus ?

— Non, depuis longtemps il est hors de danger;
le poumon s'est guéri, s'est cicatrisé, comme disent
les médecins.

— Ce sont les médecins qui l'ont guéri?

— Oui et non. Les médecins, dans un cas
pareil, ne peuvent qu'aider la cicatrisation, activer

la marche de la guérison que la nature seule peut opérer, et qu'elle opère souvent chez les sujets qui ont une bonne conduite, qui ne boivent jamais, qui ne passent jamais leurs journées ou leurs nuits au cabaret, qui ne fument pas, qui ne commettent aucun excès. — On constate ce genre de guérison beaucoup plus fréquemment chez les femmes que chez les hommes, parce que ces derniers sont moins sobres et moins dociles aux observances des lois de l'hygiène.

— J'ai ma petite amie, Irma, qui a peur de mourir poitrinaire, parce que son père et son oncle sont morts de cette maladie-là.

— Parce que certains membres d'une famille sont morts poitrinaires, ce n'est pas une raison suffisante pour affirmer que tous les membres de cette même famille auront également le même sort.

Que de fois on a *condamné* de pauvres jeunes garçons, de belles jeunes filles qu'on avait envoyés aux eaux, dans les pays chauds, en Italie, etc., avec l'arrière-pensée qu'on ne devait plus les revoir. Mais que de fois aussi nous avons retrouvé, dix, quinze ans après cette époque, ces mêmes personnes entourées d'une famille nombreuse, charmante et dont tous les membres jouissaient de la santé la plus parfaite.

— Je vais bien consoler Irma en lui racontant tout cela.

Où vas-tu, Poucet?

— Chez Irma.

— Tiens, la voici là-bas; c'est l'heure de la promenade qu'elle fait toujours après sa leçon d'histoire. Comme elle a l'air triste, n'est-ce pas?

Trouves-tu ses poumons très malades?

— Non. Il y a de la faiblesse dans l'acte de la respiration, mais les organes ne sont pas sensiblement affectés.

— Elle ne mourra pas?

— Elle ne mourra pas poitrinaire.

Quel est ce grand garçon qui fume si bien la cigarette?

— C'est Léon, son frère, le jeune homme dont je t'ai déjà parlé.

— Celui dont tu envies l'âge et l'indépendance pour fumer à ton aise. Suivons la fumée de sa cigarette, celle qui s'introduit dans ses poumons.

———

V

— Mais, Poucet, comme je me salis dans les cellules de ces poumons-là; je suis tout noir! Que de charbon! D'où vient tout cela?

— De la fumée de la cigarette de ton ami. Pour t'en convaincre, tu n'as qu'à essuyer une paroi de cette chambre noire et attendre quelques instants : tu vas être édifié.

— Elle est essuyée.

— Regarde ce que laissent sur leur passage les nuages épais de fumée que ton monsieur Léon fait pénétrer dans ses poumons. Cette fumée laisse une couche de poussière noire, très fine. C'est du charbon de tabac. La fumée n'est rien autre chose que du charbon extrêmement divisé.

Les poumons de Léon sont remplis d'une quantité innombrable de parcelles de charbon que tu peux appeler *suie de tabac*.

— Quand tu lui auras dit que ses poumons sont pleins de charbon et de suie de tabac, engage-le à faire une expérience séance tenante.

— Laquelle?

— Tirer une bonne *bouffée* de tabac et la souffler immédiatement dans les coins de son mouchoir blanc, en appliquant le mouchoir sur ses lèvres, de manière à recueillir toute la fumée qui sortira de sa bouche.

— Qu'arrivera-t-il?

— Ce qui arrive toujours; l'expression de la plus grande surprise, suivie de la plus profonde conviction, de la part de l'expérimentateur intéressé. Tu seras sûr de triompher et d'être pris au sérieux; le mouchoir sera sali.

Le charbon qui reste appliqué sur le mouchoir représente celui qui reste appliqué dans les poumons, quand on aspire la fumée au lieu de la rejeter par la bouche,... quand on *avale* la fumée de sa cigarette... ou qu'on la *respire*.

Les poumons de Léon sont bien plus sérieusement malades que ceux d'Irma, et si le germe de quelque maladie existe dans les soufflets de ton ami, ces germes se développeront et pourront devenir mortels, tandis que chez la petite Irma, qui ne fumera pas et ne commettra pas d'imprudences, les mêmes germes existant pourraient ne se développer jamais.

— Est-ce vrai, Poucet, qu'un rhume bien soigné dure quarante jours, tandis qu'un rhume mal soigné ne dure que trente-neuf jours?

— Non. Ce sont les ignorants qui raisonnent ainsi. Un rhume bien soigné se guérit en quelques jours, et un rhume mal soigné peut amener la mort.

— Comment cela?

— En propageant la maladie dans toute l'étendue du tube respiratoire que nous avons parcouru, et jusque dans les poumons.

On se préserve des rhumes et des maladies de poitrine sérieuses, en évitant toujours de s'exposer à subir de brusques changements de température. Ainsi, il ne faut jamais passer rapidement d'une salle chaude dans une salle froide, sans se couvrir d'un manteau. L'enfant qui court et qui a chaud ne doit jamais s'arrêter sous un arbre ou dans un courant d'air. Il doit bien se garder de boire de l'eau froide ou toute autre boisson glacée pendant qu'il est ainsi échauffé.

— La mère Thérèse me disait, la semaine dernière, que la petite fille du meunier, ayant bu de l'eau de la fontaine du Valais, contre la défense expresse de sa mère, et par un jour de la plus grande chaleur, cette petite fille, dis-je, fut punie de sa désobéissance, et que la sainte Vierge, sa protectrice, l'avait rendue laide, laide! au point que personne ne pouvait plus la reconnaître tant elle était défigurée. La mère Thérèse m'a dit que la pauvre petite avait la bouche rapprochée du côté de l'oreille droite, au point que, pour la faire manger, il fallait tirer fortement sur les lèvres pour les ramener en avant des dents.

— Thérèse est une brave femme, mais elle a eu tort de te dire que la Vierge avait opéré ce miracle; les bonnes femmes ignorantes et superstitieuses expliquent tout ce qu'elles ne comprennent pas, par le secours d'agents surnaturels.

Cette maladie se guérit généralement assez vite; mais elle pourrait, cependant, ne pas disparaître.

Il ne faut jamais enlever un paletot, quand on vient de courir et qu'on se prépare au repos; jamais stationner au milieu d'un courant d'air, ni s'asseoir à l'ombre, dans un lieu frais, quand on a la peau humide de sueur, et, surtout, dans ce cas, ne pas se précipiter la tête, les bras ou le corps dans l'eau froide; bien fermer les fenêtres de sa chambre, la nuit ; ne pas descendre en sueur de son lit, ni se promener les pieds nus sur le pavé ou le parquet froid de sa chambre; ne jamais passer brusquement, et *sans précautions*, c'est-à-dire sans se jeter un manteau sur les épaules, d'une salle chaude dans une salle glacée ou seulement froide.

— Oh! cela est bien facile à faire.

— Et pourtant, la plupart du temps on néglige de le faire. Ainsi, en hiver, dans un bal ou dans un théâtre, on se trouve au milieu d'une tempéra-

ture très élevée; on sort de cette salle chauffée à
+ 18, 20 ou 25 degrés, et l'on se trouve à la cour,
par un froid de 5, 6 ou 10 degrés au-dessous de
zéro. On s'expose donc à tous les accidents qui
surviennent toujours dans un pareil écart de température, c'est-à-dire une brusque différence de
25, 30 ou 35 degrés, quelquefois plus. De là les
fluxions de poitrine et les *pleurésies* qui font tant
souffrir. Viens avec moi chez Mlle Lydie, qui est
malade depuis plusieurs semaines et qui se croit
poitrinaire; tu auras un exemple d'une *pleurésie*,
c'est-à-dire de la maladie de l'enveloppe du poumon.

. . . .

Tu vois que le poumon est sain?

— Oui, elle ne mourra donc pas de sa maladie
de poitrine?

— Non, la maladie qu'elle a ne tue pas. Les
principales douleurs qu'elle occasionne sont surtout ressenties dans le dos, à la hauteur des
poumons, et tous les malades, qui éprouvent
ces douleurs, se croient poitrinaires et croient
leurs poumons attaqués quand il n'existe, en réa-
lité, aucun danger pour la vie.

La malade souffre horriblement, surtout pendant les temps froids et humides, parce que la
maladie de cette enveloppe du poumon que tu
aperçois là, et qu'on appelle la plèvre, reparaît à
chaque changement de température.

— Quand le poumon lui-même est malade, tu m'as dit, Petit Poucet, que la douleur était moins vive.

— Cela est vrai; te rappelles-tu pourquoi?

— Parce que les poumons sont insensibles à la douleur.

— Bien.

— Partons, Poucet; j'ai le cœur gonflé de voir souffrir ainsi cette pauvre demoiselle qui est si bonne et que tout le monde aime tant dans le quartier. Mais comment donc cette maladie lui est-elle venue? Sa mère prend tant de précautions pour la soigner! Elle...

— Elle aurait dû en prendre quelques-unes aussi pour l'empêcher d'être malade, car c'est un peu par sa faute que sa fille souffre aujourd'hui.

Mlle Lydie est malade depuis le bal de monsieur le Maire, auquel elle assistait.

— Le lendemain du bal de monsieur le Maire?

— La maladie s'est déclarée le soir même de cette fête, et elle a eu pour cause un refroidissement brusque sur les épaules de la pauvre petite, qui n'était vêtue que d'une robe légère, de *rigueur* dans ces fêtes d'hiver. Sa mère lui a bien jeté un châle sur les épaules, mais, cela, dans la voiture seulement et quand Mlle Lydie était déjà restée trois ou quatre minutes au froid, c'est-à-dire le temps de traverser le grand corridor qui mène de la salle du bal au jardin, sans compter les quelques secondes perdues à écouter les éloges qu'on faisait d'elle sur son passage.

— Je comprends; ce n'était pas dans la voiture qu'il fallait commencer à prendre des précautions d'hygiène, mais avant de sortir du bal.

— Précisément. Si ces dames avaient agi ainsi, la pauvre enfant ne serait pas condamnée à souffrir de longues années et à se croire toujours sur le point de mourir.

— Oui, Poucet. Cette idée-là rend surtout Mlle Lydie et sa mère très malheureuses, et je ferai tout mon possible pour les consoler, maintenant que je connais la vérité.

— Va voir quelle est la cause de ce rassemblement de personnes qui sont devant la porte de M. Maurice.

— J'y cours... Oh! Poucet...

— Eh bien! qu'as-tu?

— Je suis encore tout effrayé de ce que j'ai vu; mon petit camarade Edouard est couché presque sans vie dans son lit; le médecin lui fait boire quelque chose de coloré dans une petite cuillère.

— Quelle maladie a-t-il?

— J'ai entendu la grosse Toinette dire : *Il a le groupe!*

— Non, le *croup*.

— Est-ce une maladie dangereuse?

— Oui, très dangereuse quand on met quelque négligence à appeler le médecin.

— Je voudrais bien voir cette maladie de tout près.

— Allons chez Edouard.

VI

Le croup envahisseur. — Une opération. — Sauvé! —
La coqueluche.

— Oh! Petit Poucet, comme j'ai de la peine à pénétrer dans son tube respiratoire! C'est à peine si j'ai de la place pour passer. Voici une trachée-artère qui n'est pas grande.

— Elle n'est pas plus petite qu'une autre; mais, en ce moment, elle est remplie, en partie, par des mucosités, des corps étrangers qu'on appelle : *fausses membranes*, qui empêchent l'introduction de l'air et qui sont la cause du danger sérieux auquel Edouard est exposé.

— Je sens de l'air frais : d'où vient-il?

— Du dehors, par une ouverture que le médecin a pratiquée sur le trajet de la trachée, afin de rétablir la respiration du malade.

— En effet, il semble aller mieux ; il regarde autour de lui.

— Il est *sauvé!* L'opération a réussi.

— Réussit-elle toujours?

— Non, malheureusement. Viens, sortons ; il est temps de reprendre nos formes ordinaires et de nous montrer à ton père qui te cherche dans le jardin. Appelle-le.

— Tout à l'heure, Poucet ; mais dis-moi encore pourquoi ce brave homme auquel tu viens de donner dix centimes a le cou si gros.

— Il a un goître, c'est-à-dire une maladie de cette partie du larynx que tu as vue et qu'on appelle : *pomme d'Adam,* corps thyroïde.

— Peut-on guérir cette maladie?

— Difficilement ; cependant on peut l'enrayer très souvent dans sa marche, quand le malade est docile aux avis de son médecin, et qu'il peut changer de localité aussitôt qu'on s'aperçoit de l'apparition de la maladie.

— C'est comme pour la coqueluche, alors?

— Oui, avec cette différence que le goître n'est pas directement contagieux et que sa guérison s'opère moins vite.

— Je serais bien heureux de passer une demi-heure dans les poumons et les organes respiratoires des bêtes, afin de les étudier comme nous avons étudié leurs organes digestifs.

— Tu seras satisfait. Cela nous sera d'autant plus facile que j'ai remarqué sur le boulevard extérieur, à dix minutes de là, une grande ménagerie où il y a toutes sortes d'animaux. Nous pourrons étudier les organes de la respiration chez ceux qui nous offriront le plus de cas curieux.

Je vais me promener, en compagnie de l'air, dans les feuilles et les branches de ce gros noyer, en t'attendant. Va prendre ta leçon et reviens vite.

VII

— J'ai fini! Je suis libre! Poucet! Poucet!
viens-tu à la ménagerie? Où es-tu?

— Là, dans cette grande feuille de noyer qui
pend devant toi; viens avec moi. Ne remarques-
tu rien?

— Je crois remarquer, comme dans les poumons
de Charles, deux courants d'air, un qui va se
perdre dans les parties de la feuille, un autre qui
se dirige de la feuille au dehors. Seulement, celui
qui se dirige au dehors est composé précisément
du *gaz de vie* qui se dirigeait vers les vaisseaux
de Charlot, et celui qui se dirige en dedans de la
feuille contient le même gaz qui était rejeté au
dehors, toujours chez mon Charlot. Je ne comprends rien à ce changement de courant des gaz.

— Ton observation est parfaitement juste.
Chez tous les animaux, le *gaz de vie*, l'oxygène
des savants, est toujours absorbé, tant de nuit
que de jour, et le *gaz de mort*, l'acide carbonique
des mêmes savants, toujours rejeté.

Chez les plantes, les choses ne se passent pas toujours ainsi. Elles absorbent, elles *inspirent* du gaz de mort le jour, au soleil, et rejettent, *expirent* du gaz de vie. La nuit, au contraire, c'est le *gaz de mort* qui est rejeté, et le *gaz de vie* qui est absorbé.

— Quelle drôle d'*idée* elles ont, les plantes! Pourquoi ne respirent-elles pas comme les animaux, puisqu'elles ont des organes analogues d'après ce que je puis remarquer ici?

— Si elles respiraient toujours comme les animaux, le *gaz de vie* serait bientôt dépensé, puisqu'il ne se reproduirait pas, et, alors, les animaux périraient tous.

Ce sont donc les plantes qui nous font vivre, et ce sont les animaux qui font vivre les plantes.

Les plantes s'emparent du *gaz de mort* à la lumière, parce que c'est ce gaz surtout qui les fait vivre et prospérer, tandis qu'il est mauvais pour les animaux, qui le rejettent pour s'emparer du *gaz de vie* qui leur est indispensable. Les plantes préparent le gaz qui convient aux animaux, ou plutôt le purifient. Les animaux préparent le gaz qui convient aux plantes. Ce qui revient à dire que : *les animaux et les plantes se préparent mutuellement leurs produits alimentaires.*

Les animaux et les plantes peuvent vivre ensemble, et en très bonne intelligence, pendant le our et pendant leur exposition aux rayons du soleil. Mais il n'en est pas ainsi pendant la nuit, puisqu'à ce moment-là les plantes dégagent ou rejettent le *gaz de mort*, comme le font toujours les animaux, et qu'elles inspirent ou absorbent du *gaz de vie*, indispensable à l'entretien de la vie de ces mêmes animaux.

— En effet, Petit Poucet, et j'ignorais cela.

— Tu comprendras, maintenant, l'esprit qui a guidé le médecin hygiéniste, quand il a énoncé ces préceptes qui devraient être connus et compris de tout le monde :

Il ne faut pas passer la nuit dans une chambre où se trouvent renfermées des fleurs ou des plantes.

Il est dangereux de se reposer le soir, après le coucher du soleil, sous les arbres aux larges feuilles, tels que les marronniers, les châtaigniers, les noyers, etc.

La mort viendrait inévitablement surprendre l'enfant, ou l'homme imprudent, qui s'endormirait la nuit dans une serre close où se trouvent une grande quantité de plantes.

Voilà quelques-uns des cas d'asphyxie occasionnés par le *gaz de mort*, rejeté dans l'atmosphère par les plantes.

VIII

Où Poucet fait faire à Arnould la connaissance d'un monstre.
— Les victimes de l'acide carbonique et de l'oxyde de
carbone.

— Oh! dis-moi, Poucet, d'où vient tout ce
monde qui court ainsi dans la rue?

— De la ménagerie.

— Où nous allons?

— Oui.

— On porte un homme chez le pharmacien d'en
face : que lui est-il arrivé?

— Écoute ce que disent les passants, tu vas
peut-être l'apprendre.

— Ils disent que la salle était si pleine, si pleine,
qu'on manquait d'air et que trois personnes se
sont trouvées mal.

— L'homme que tu vois porter chez le pharmacien est une de ces trois personnes.

— Comment cet accident s'est-il produit?

— Rien n'est plus simple. On a renfermé un trop
grand nombre de personnes dans la baraque du
meneur d'ours, et le *gaz de vie* n'a pas suffi pour
entretenir une bonne respiration chez toutes les
personnes qui se trouvaient dans cette salle. Les

poitrines les plus robustes ont résisté, mais les poitrines faibles ont succombé.

— Est-ce que l'on pourrait mourir dans un pareil moment ?

— Oui, et très vite; car le *gaz de mort* (ou l'acide carbonique des savants), qui se dégage des poumons, est très dangereux, beaucoup plus dangereux encore que celui qui se dégage de nos foyers.

Les foyers ne sont pas à craindre tant qu'il y a un courant d'air parfaitement établi dans le tuyau du poêle ou de la cheminée; mais ils deviennent extrêmement dangereux si, au moment où le charbon est très allumé, on ferme la *clef de ces poêles* ou de ces tuyaux de cheminées; car, alors, l'acide carbonique, n'étant pas rejeté au dehors, est refoulé dans les appartements où il engendre des malaises de toutes sortes, agace les nerfs, donne des maux de tête, des cauchemars et peut causer la mort.

— Je recommanderai bien à la bonne de ne plus tourner la clef du poêle de ma chambre, quand elle viendra éteindre ma bougie.

— L'*acide carbonique* est la cause de beaucoup d'accidents. C'est un ennemi terrible et dissimulé; il est plus lourd que l'air et repose toujours à la surface du sol. Tu te rappelles la grotte du Chien, en Italie? Les chiens qui y pénètrent meurent tous, quand l'homme, au contraire, peut s'y promener sans danger.

13.

L'acide carbonique n'est pas seulement dangereux à cause de son poids, qui le fait ramper comme un serpent, mais il l'est encore par son défaut d'odeur qui l'aide à se dissimuler et à surprendre ses victimes.

Il a surpris et tué beaucoup d'hommes, de pauvres ouvriers, de pauvres pères de famille, qui, descendant le matin au fond d'un puits ou d'une marnière pour y gagner quelques pièces d'argent, n'y trouvaient que l'agonie la plus affreuse et la mort.

— Pourquoi ces hommes ne remontaient-ils pas à l'air libre?

— Ils ne pouvaient plus le faire; quand ils reconnaissaient le danger, ils étaient paralysés, ils ne pouvaient même pas appeler au secours. Mais ce qui vient encore augmenter les charges qui pèsent sur l'acide carbonique, c'est que, traître et lâche, il attend les compagnons qui viennent porter secours à leur pauvre camarade, et les tue silencieusement dans l'ombre, les uns après les autres.

— Oh! le monstre! Tu avais bien raison de le détester. Mais comment peut-on reconnaître sa présence, alors? Est-on toujours exposé à tomber et à être pris dans ses pièges?

— Non, quand on use de prudence. Il suffit, avant d'entrer ou de descendre dans une caverne où dans un puits qu'on croit suspects, de s'y faire précéder d'une lumière

— Mais puisque tu dis qu'il est invisible...

— Aussi, ce n'est pas pour le voir qu'on fait usage de cette lumière, grand enfant !

— Pourquoi faire, alors ?

— Pour le forcer à manifester sa présence. La bougie ne brûle que dans l'air *oxygéné ;* le *gaz de vie l'alimente,* mais le *gaz de mort la tue, l'éteint.* Si elle continue à répandre de la lumière, l'homme peut la suivre. Si la lumière faiblit, il faut se tenir sur ses gardes ; si elle s'éteint, il faut rétrograder, ne pas faire un pas de plus en avant ; car la vie, sérieusement menacée, s'éteindrait avec la même rapidité que la bougie.

Voilà qui est utile à apprendre aux ouvriers, dans les villes et dans les campagnes.

Ces connaissances sont bonnes à propager parmi les classes laborieuses, et le moyen de les faire germer promptement partout, c'est de les semer dans les écoles... Entrons à la ménagerie, je te parlerai en marchant ; ne me quitte pas.

— Non, Petit Poucet ; je ne te perdrai pas de vue, car ces grosses bêtes m'effraient avec leurs grandes dents et leurs gros yeux tout ronds.

IX

Un second voyage dans l'organisme des bêtes. — Les oies
du Capitole. — Arnould se perd dans un os.

— Nous voici dans les poumons d'un effroyable lion qui fait trembler toute la cage par ses rugissements. L'air qui sort de son larynx est expulsé avec une force extraordinaire. Passons vite au-dessus des cages de tous ces animaux carnassiers dont les poumons ne nous offriraient rien de bien remarquable.

Entrons dans ce beau cheval, seulement pour faire une promenade dans les jolies galeries de ses poumons ; viens !

— Petit Poucet ! Petit Poucet ! où es-tu ? Je suis perdu dans la grande bouche de ton cheval ; viens m'indiquer mon chemin. Je ne puis rencontrer le conduit à l'air ; je...

— Mais tu ne le rencontreras jamais dans la bouche. Le cheval ne respire que par les narines ; la disposition de son palais ne lui permet pas de respirer autrement que par le nez. Sors de la bouche et suis-moi dans ses beaux naseaux frais et roses qui fument comme des encensoirs.

Le cheval peut traverser, à la nage, un cavalier

sur son dos, une grande nappe d'eau tout en ayant la bouche et toute la mâchoire inférieure plongée dans le liquide. Tant qu'il a le nez hors de l'eau le cavalier n'a rien à craindre. Et puis, en bouchant les narines du cheval le plus terrible, on le rend docile comme un mouton.

Nous arrivons dans le poumon d'un beau zèbre, un des plus beaux ânes d'Afrique ; le voilà qui rit ; laissons-nous tranquillement emporter par la colonne d'air qu'il rejette si vigoureusement de ses poumons.

— Oui, sortons, Poucet ; il m'étourdit, ton baudet. Quel tapage !

— C'est un de ses privilèges ; il a cela de commun avec le cygne et l'oie.

— Quel rapport y a-t-il entre un âne et une oie?

— Un rapport très frappant. L'un et l'autre de ces animaux ont la trachée-artère formée d'*anneaux cartilagineux complets*, ce qui n'a pas lieu chez les autres animaux, où ces anneaux sont incomplets comme tu l'as pu remarquer déjà. Nous sommes en ce moment dans les dernières divisions des bronches de ces oies au cri perçant à qui, grâce à la disposition particulière de leur tube respiratoire, il était réservé l'insigne honneur de sauver le Capitole. Mais je m'amuse à te faire de l'histoire romaine ; toi, tu passes encore ton temps à *te perdre*. Arnould ! Arnould !

— Je suis ici, je ne sais où ; je ne sais par où je suis entré, ni par où je dois sortir.

— Tu es passé dans un *os ;* donne-moi la main. Très bien ! reprends tes sens. C'est un peu de ma faute ; j'avais oublié de te prévenir, que les os des oiseaux étaient creux et pleins d'air ; il y a d'autant plus d'air dans les os et les plumes que l'oiseau est plus grand voilier, c'est-à-dire qu'il vole plus vite, plus longtemps et plus loin.

— J'ai lu, en effet, que certains oiseaux, la grue, la bécasse, l'oie sauvage, l'hirondelle, etc., passent dans les pays chauds quand le froid se fait sentir dans les pays du nord..

— Ce que tu as lu est vrai.

Demain, nous terminerons l'étude des phénomènes de la respiration. Va te reposer, car je te ménage une journée laborieuse.

NEUVIÈME EXCURSION

UN VOYAGE ACCIDENTÉ

I

Les maladies du larynx : des bronches, des plèvres et des poumons. — Comment on avale des grenouilles ·et des lézards tout vivants en compagnie du ver solitaire.

— Regarde donc dans ce microscope avant de de partir.

— Oh! que de vilaines bêtes! Comme elles remuent!

— Ce sont les habitants des eaux stagnantes. Leur vue te prouve qu'il ne faut jamais laisser les enfants se désaltérer dans les mares ou les étangs. Le petit buveur avale, dans cette pratique, des quantités prodigieuses d'animalcules, de vibrions et de germes de toutes sortes, jusqu'à des œufs de tœnia (ver solitaire). Il y a des mondes d'animaux microscopiques dans une goutte d'eau de Seine, de mare ou d'étang.

Il y en a également dans l'air; je te les montrerai en rentrant.

L'enfant peut même avaler des animaux plus grands, tels que de petits têtards, de petites sangsues et de jeunes lézards blancs et transparents, qui sont à peine visibles dans l'eau verdâtre des fossés.

Comme remède à cet accident, l'on provoquera les vomissements.

Les corps étrangers dans l'estomac sont beaucoup moins dangereux que dans le larynx ou les bronches.

On a vu beaucoup d'enfants en bas âge qui mouraient étouffés par des corps étrangers, des pois, des haricots, des parcelles d'aliments ou des perles provenant des petits colliers qu'on leur met autour du cou, soit pour les *préserver des vers*, soit pour les enrôler sous les bannières des idées superstitieuses.

— Est-ce que nous allons étudier les maladies du tube respiratoire comme nous avons étudié celles du tube digestif?... C'était bien intéressant.

— Je le veux bien.

Avec le rhume et le coryza dont je t'ai parlé, on compte encore plusieurs maladies des organes respiratoires. . . . .

. . . .

. . . .

1° **Les Amygdalytes** (ou mal de gorge) qui sont causées par une inflammation violente et douloureuse des amygdales et de l'arrière-bouche.

Cette maladie n'est pas dangereuse. La diète, le repos au lit ou dans la chambre, de la chaleur aux pieds et aux jambes, et en quelques jours le malade est guéri.

Des chaussures, avec des semelles en bois, sont indispensables, en hiver, aux personnes qui contractent habituellement cette maladie.

On coupe les amygdales quand elles sont trop grosses. Cette opération n'expose à aucun danger sérieux.

— La maladie d'Édouard était beaucoup plus grave que celle-là?

— Oui, c'était le **croup**. Cette affreuse maladie est caractérisée par la formation rapide d'une grande quantité de mucosités et de glaires épaisses qui se fixent solidement aux parois internes du larynx, de la trachée-artère et quelquefois des bronches. Tu as vu le larynx d'Édouard : tu as pu y constater ces membranes gélatineuses.

— Oui, Poucet; il était plein d'une matière épaisse et grisâtre qui paraissait augmenter de volume à chaque minute.

— Quand la formation de ces fausses membranes a lieu jusque sur les bronches, le malade est perdu. Des vomitifs actifs et fréquents ont réussi dans quelques cas simples. Mais, le plus souvent, le médecin est obligé d'avoir recours à une opération chirurgicale. Il est prouvé que cette opération réussit généralement bien, quand elle est faite au début des premiers symptômes d'asphyxie.

Lorsqu'on attend trop longtemps, quelques heures de plus, l'opération ne réussit pas et l'enfant meurt après ou avant de l'avoir subie.

Il faut que les parents soient bien convaincus de ceci : Le mal est généralement impitoyable quand on lui abandonne entièrement sa proie. On craint les suites d'une opération sérieuse; on espère, on attend... on paralyse souvent le médecin qui n'a pas toujours la fermeté d'essayer de s'imposer à la famille.... et... *quand on se décide*... tout est accompli... L'enfant n'existe plus ou n'a pas assez de vie pour supporter l'opération.

— Est-ce que cette maladie est contagieuse?

— Extrêmement contagieuse. Il faut isoler le petit malade et l'éloigner des dortoirs communs.

Il faut laver immédiatement, brûler ou enfouir profondément dans la terre tous les mouchoirs et les linges qui sont imprégnés de la salive du malade. Ces linges portés au visage, ou, simplement, la main qui les a touchés portée à la bouche et aux lèvres, peuvent communiquer le croup avec son épouvantable cortège d'accidents morbides.

Beaucoup de médecins ont contracté le croup en soignant des enfants, et ces courageux praticiens sont morts presque tous des suites de leur dévouement scientifique.

Cette maladie se déclare assez lentement, et l'on peut la deviner un jour ou deux jours avant son apparition.

Voici le moyen de la reconnaître : Le caractère de l'enfant éprouve d'abord un changement notable. Il ne se livre plus, ou se livre moins aux jeux de son âge (c'est de trois à huit ou dix ans que cette maladie est le plus commune)... Il devient taciturne, perd l'appétit, tousse légèrement, sa toux est sèche, fréquente ; ses petites pommettes des joues sont plus rosées que d'habitude ;... il demande à se mettre au lit ; puis, enfin, on entend, pendant son sommeil surtout, un petit sifflement dans le larynx ; la maladie se déclare : il faut la combattre sérieusement, énergiquement. Le médecin doit être appelé sur-le-champ et être informé de tous les symptômes précurseurs que nous venons d'énumérer... Le croup est plus commun chez les garçons que chez les filles .   .   .   .   .

.   .   .   .

La coqueluche. — J'ai eu la *coqueluche*, moi, Petit Poucet. Il paraît que mon médecin ne m'a ordonné que du lait ; j'en buvais deux litres tous les jours, et j'ai été guéri en une semaine.

—On ne t'a prescrit que du lait ?..... pas de promenades ?...

— Pardon. Le docteur a conseillé à mes parents de m'envoyer à la campagne, chez ma nourrice.

— C'est la campagne qui t'a guéri. Le changement d'air et de milieu est, sans contredit, le plus souverain de tous les remèdes contre la coqueluche.

. . . .

. . . .

La **bronchite** est une maladie caractérisée *par l'inflammation des bronches; cette maladie a* souvent pour cause l'abus du tabac ou, même, l'usage de ce poison... Cette affection a des tendances à la chronicité, c'est-à-dire à ne pas guérir; on rencontre beaucoup de personnes dont la santé n'est pas sensiblement altérée, quoiqu'elles aient une bronchite depuis 20, 30 ou 40 ans.

*Les orateurs, les chanteurs et les artistes dra-*matiques ont souvent des bronchites et plus souvent encore des laryngites chroniques... Ce qui ne les empêche pas de fumer beaucoup trop de cigares, de cigarettes et de pipes de tabac.

. . . .

. . . .

La **laryngite** affecte surtout le larynx et se confond souvent dans le monde avec la **phryngite**.

Voici quelques formules dont l'efficacité a été reconnue dans le traitement de ces affections.

. . . .

. . . .

1° *Contre la bronchite chronique ou catarrhe pulmonaire* :

Infusions émollientes de fleurs pectorales, des fruits béchiques, le bouillon blanc, le lierre terrestre, etc .

Les vomitifs et les purgatifs administrés de temps à autre. — Prendre avis du médecin, dans ce cas.

Les révulsifs cutanés, les astringents, les médications narcotiques ne peuvent être administrés prudemment que par le médecin.

.   .   .   .

.   .   .   .

2° *Contre la laryngite aiguë* :

Gargarisme avec la composition suivante :

Alun.	4 grammes.
Décoction de roses rouges.	300 grammes.
Sirop diacode.	30 grammes.

A l'intérieur (Saucerotte) : 50 centigrammes d'abord, et en s'élevant jusqu'à 3 grammes par jour, dans une potion de 125 grammes, pendant dix jours environ.

Dans la laryngite chronique, le traitement ne saurait être déterminé sans connaître l'état du malade.

.   .   .   .

.   .   .   .

3° *Contre la pharyngite aiguë simple* :

Des sangsues au cou ; le repos le plus absolu

dans une chambre bien chauffée. Bains de jambes sinapisés. Boisson d'eau d'orge avec du miel ou du lait, ou du sirop de mûres. Des *gargarismes* d'alun, de feuilles de ronces, de mucilage de coings, de figues grasses bouillies dans du lait, de miel rosat.

Alimentation : Potages seulement.

Bien se couvrir les narines et la bouche, durant la convalescence, en prenant l'air dehors. Prendre. les mêmes précautions, étant guéri, durant les temps froids et humides, surtout la nuit.

.   .   .   .

.   .   .   .

— La **pleurésie**, tu la connais?

— Oui, c'est la maladie que Mlle Lydie a contractée au bal de M. le Maire.

.   .   .   .

.   .   .   .

La **pneumonie**, ou *fluxion de poitrine*, est une maladie engendrée par un refroidissement brusque et profond de l'organisme, et par l'inflammation du poumon lui-même.

C'est le médecin qui, dans ce cas, doit suivre et combattre le mal.

Les affections consécutives à la pneumonie sont généralement nulles, à moins de complications anormales de la maladie. Les douleurs disparaissent avec la cause du mal. L'hygiène du poumon devient plus minutieuse; les temps humides et froids provoquent parfois la toux et l'expectoration.

. . . .

. . . .

— La **Phthisie pulmonaire** est la plus redoutable des maladies de poitrine Tu as vu qu'elle n'était pas incurable.

— Oui. En parcourant le poumon droit de M. Vincent, tu m'as fait remarquer de grandes cicatrices qui provenaient de la guérison de *cavernes pulmonaires*... Est-ce bien le nom que tu as donné à cette maladie?

— Oui, c'est bien cela.

La phthisie est même très souvent curable, et la *prédisposition* à la phthisie peut toujours être guérie, modifiée de fond en comble par les lois de l'hygiène, mais de l'hygiène sérieuse qui triomphe souvent des cas les plus rebelles à la médecine proprement dite.

On a dit que la phthisie était transmissible, on s'est trompé; c'est la *prédisposition* seule à la phthisie qui l'est, et je viens de te dire que cette *prédisposition* pouvait toujours être anéantie.

La *misère physiologique* engendre la phthisie et en favorise le développement chez les sujets *prédisposés*, c'est-à-dire dont les tissus sont aptes à favoriser le développement du tubercule ou origine de la maladie.

En un mot, la phthisie ne pousse que dans un *terrain labouré*, *préparé* à recevoir la semence du mal, c'est-à-dire toutes les secousses morales et physiques susceptibles d'affaiblir, de ruiner et d'éteindre les foyers innombrables de la vie générale.

Le médecin, surtout celui de la famille, peut diriger avec succès tous les moyens de défense contre l'envahissement de l'ennemi.

Quand la fortune le permet, la vie a toujours raison de la mort, si l'on arrive à temps et si l'on ne s'égare pas en route... si le malade est d'une docilité absolue aux ordres de son médecin.

Il n'y a pas d'*hérédité tuberculeuse*, ni de tempérament *tuberculisable*; il y a *origine tuberculeuse*. C'est aux familles à se conformer scrupuleusement aux ordonnances de la science.

Les tempéraments lymphatiques, pâles et mous, offrent plus de prise à la maladie.

Les climats, les voyages et le régime peuvent avantageusement réparer l'injustice de la nature. De longues et fréquentes stations dans les forêts ou bois de sapins, sur le versant d'une colline, à l'abri des vents du nord, du nord-ouest et du nord-est, donnent toujours de bons résultats ; surtout si ces montagnes sont situées à quelques kilomètres de la mer et reçoivent l'air saturé de sel marin (chlorure de sodium) de l'Océan, ou mieux de la Méditerranée.

Le régime salin est tout-puissant sur les effets de cette maladie. On peut l'appliquer en tout temps et toujours, depuis le premier jour de la naissance, par l'intermédiaire de la nourrice, jusqu'à complète assurance que tout danger a disparu.

La phthisie spontanée peut naître d'elle-même, de ses propres éléments, et disparaître, en détruisant ces mêmes éléments, avec autant de précision qu'elle les avait provoqués, engendrés.

La conduite privée du malade précipite ou retarde la guérison. Il faut si peu de chose, à la naissance d'un tubercule pour en arrêter le développement ! *Il est presque mort en naissant,* dit le professeur Pidoux.

II

Hygiène de la respiration. — Les victimes de l'ignorance. —
Les écoles, les théâtres et les sales de réunions.

L'homme doit, autant que possible, ne pas habiter avec les animaux, ne pas coucher dans leurs écuries, en hiver, lorsqu'on a clos toutes les ouvertures grandes ou petites par où l'air a l'habitude de s'introduire.

L'air de ces réduits hermétiquement clos, ou de ces chambres trop garnies de lits, perd sans cesse de l'oxygène, et il se charge d'acide carbonique, de vapeur d'eau et des produits organiques mortels de l'exhalation pulmonaire et cutanée.

A ces produits, il faut ajouter encore ceux qui proviennent des foyers de combustion trop souvent mal disposés, et ceux des combustibles d'éclairage (chandelles, lampes, gaz, bougies, etc.) : produits qui contiennent, outre l'eau et l'acide carbonique, des gaz nuisibles ou délétères, tels que l'oxyde de carbone, des hydrogènes carbonés, etc.

L'oxyde de carbone est surtout subtil et dangereux. Il se dégage des *poêles rougis* au feu, surtout de ces anciennes cloches appelées *poêles de corps de garde* et de nos foyers actuels, plus ou moins portatifs, construits en fer ou en fonte.

L'air de l'appartement vient se brûler sur ces plaques rouges et forme un gaz délétère, dangereux, appelé oxyde de carbone. Ce gaz répand une odeur acidulée toute spéciale qui peut divulguer sa présence.

Un vase découvert et plein d'eau sera toujours placé sur les poêles, quels qu'ils soient, afin de rendre à l'air ambiant un peu de cette humidité qui lui est indispensable pour l'accomplissement de ses fonctions respiratoires.

— Est-ce qu'il faut beaucoup d'air à un homme pour respirer librement, Petit Poucet ?

—.C'est facile à calculer. L'homme exécute dix-huit mouvements respiratoires par minute, et à chaque mouvement respiratoire, il fait circuler un demi-litre d'air dans les poumons.

Il use donc, en une heure, environ cinq cents litres d'air pour les besoins de sa respiration.

D'une autre part, d'après les recherches de Béclard, l'air qui sort des poumons contient 4, 3 pour 100 d'acide carbonique.

L'homme renfermé pendant une heure dans un demi-mètre cube, ou 500 litres d'air, vicierait cet air de telle sorte qu'au bout de cette heure le milieu renfermerait environ 4, 3 pour 100 d'acide carbonique, à supposer que chaque fraction d'air fût respirée d'une manière successive.

A cette dose, l'air n'est pas mortel, mais il est nuisible.

Indépendamment de l'acide carbonique, l'homme rend toutes sortes de matières par la peau et les poumons. C'est à ces matières, surtout, *que sont dus les effets funestes de l'encombrement ;* les fièvres latentes, les cauchemars, les fièvres typhoïdes, les contagions, les empoisonnements plus ou moins complets, etc.

A moins que l'espace dans lequel l'homme se trouve renfermé ne soit extrêmement resserré, et qu'il ne périsse ainsi, en peu de temps, par asphyxie, c'est surtout l'accumulation des produits organiques de l'expiration cutanée et pulmonaire qui est nuisible.

Dans une salle de spectacle, d'école ; dans un hôpital ; dans une caserne, une église, une salle d'assemblée, l'air, alors qu'il paraît le plus vicié à l'odorat et qu'il semble le plus irrespirable, ne contient guère au delà de 1 pour 100 d'acide carbonique.

Longtemps avant que l'air atmosphérique, dans lequel l'homme respire, contienne 4 ou 5 pour 100 d'acide carbonique, cet air est devenu nuisible pour lui.

Nos demeures seraient toujours hygiéniques si

l'on y fournissait incessamment, à l'homme, une nouvelle quantité d'air prise au dehors, et si l'on enlevait ainsi, au fur et à mesure, les produits gazeux de son expiration ; si, en d'autres termes, il se trouvait placé dans un courant d'air inoffensif et continu, apportant sans cesse *de l'air neuf*, entraînant sans cesse de l'air vicié.

— C'est très facile à faire, cela, Petit Poucet.

— Pas aussi facile que tu le supposes. Le problème de la ventilation est complexe. Il faut, pour le résoudre, tenir compte de la capacité des locaux, du nombre des individus, du temps qu'ils doivent y séjourner, des diverses causes de viciation de l'air, telles que la quantité d'acide carbonique produit par le poumon, par la peau, par les combustibles, l'éclairage ; la quantité de vapeur d'eau fournie par la peau et le poumon pour chaque individu, pour chaque unité de temps, etc., etc. Il ne faut pas négliger non plus l'influence des saisons, des climats, de l'état hygrométrique et calorique de l'air...

En faisant entrer tous ces éléments de calcul dans la solution du problème, on peut établir qu'il faut, en moyenne, dix mètres cubes d'air neuf par heure et par individu, dont huit mètres cubes exclusivement à l'usage de l'homme, et deux mètres cubes pour l'alimentation des chandelles, lampes, becs de gaz, etc., qui brûlent librement dans les enceintes fermées où respire cet homme.

On ne péchera jamais par excès : il faut fournir autant d'air que possible, et se rapprocher, de plus en plus, des conditions de la respiration à l'air libre.

— Il faut donc à l'homme renfermé dans les appartements dix mètres cubes d'air par heure ? En vingt-quatre heures, il lui en faudra 240 mètres cubes ; c'est-à-dire 240,000 litres par jour ?

— C'est, en effet, ce qu'il lui faudrait pour éloigner de lui toute chance fâcheuse de malaise ou de maladie.

Aucune de nos salles d'assemblée ne remplit ces conditions ; heureusement, beaucoup d'entre elles sont soumises à un système plus ou moins parfait de ventilation.

Que de chambres à coucher, dans lesquelles nous passons huit à dix heures sur vingt-quatre, sont très insalubres, surtout lorsque le manque de cheminée diminue la ventilation qui s'opère par les joints des portes et des fenêtres !

Précisons ces exemples par quelques chiffres empruntés au professeur Béclard :

« En supposant toute ventilation supprimée, dit cet illustre maître, il faudrait que l'espace *complètement clos*, dans lequel l'homme passerait vingt-quatre heures consécutives, fût au moins de 240 mètres cubes : en d'autres termes, cet espace devrait avoir plus de six mètres en tous sens.

Combien de cabinets et de chambres qui n'ont pas ces dimensions, et dans lesquels on entasse jusqu'à huit, dix ou douze lits ! »

Heureusement qu'il s'opère toujours, même dans les chambres les mieux closes, une ventilation efficace par les joints des portes et des fenêtres.

— Est-il arrivé beaucoup d'accidents, faute d'air respirable, Petit Poucet?

— Tous les jours ces accidents se produisent; mais ils sont disséminés, peu apparents quelquefois, et passent inaperçus. Sans parler de tous les maux de tête, de cœur, de nerfs que l'air vicié provoque tous les jours dans la société, depuis le grabas du pauvre jusqu'aux salons dorés du riche; depuis les impasses mortelles des faubourgs, jusqu'aux somptueuses demeures et promenades des Champs-Élysées, jetons un coup d'œil rapide sur les statistiques les plus connues.

En 1750, aux assises d'Old-Bailey, qui se tenaient dans une pièce de 10 mètres carrés, la plupart des juges et des assistants périrent asphyxiés; ceux qui survécurent étaient près d'une fenêtre ouverte.

En 1756, au mois de juin, 145 prisonniers de guerre furent enfermés dans une salle de 7 mètres carrés : au bout de 12 heures, 23 seulement sortirent vivants.

Le même fait s'est produit plusieurs fois dans la

cale des vaisseaux négriers et des navires trans-
portant de pauvres émigrants.

En 1848, à la suite des journées de Juin, les
effets terribles de l'air confiné se sont fait sentir
sur les prisonniers entassés dans les souterrains
de la terrasse des Tuileries : le plus grand nombre
de ces malheureux périrent au milieu d'atroces
douleurs.

A la bataille d'Austerlitz, dit le professeur Lon-
get, 300 prisonniers autrichiens ayant été enfermés dans une cave, il n'en resta que 40 vivants
après un laps de temps, relativement court,
dans cet horrible cachot.

Pour tous les asphyxiés, il n'y a qu'un seul
remède : l'air.

On a vu des malades revenir à la vie après une
ou deux heures de soins. Le premier point, c'est
de réchauffer le malade. Un grand bain à $+ 36°$,
avec des frictions vigoureuses sur tout le corps,
des pressions thoraciques et des insufflations d'air,
compléteraient le traitement. A défaut de grand
bain, on enveloppe le moribond dans des couver-
tures chaudes.

Nos postes de secours manquent du nécessaire;
l'urgence même y fait défaut.

Pour les agents de ces postes, un homme qui
ne remue plus *est un homme mort* ; de là leur

négligence coupable à requérir un médecin, de là l'inefficacité de leurs *soins incomplets*.

Le remède le plus efficace à toutes ces maladies des organes de l'appareil de la respiration est, sans contredit, le *bain;* le bain simple, tiède ou froid, dans une baignoire, la rivière ou la mer.

Certains sujets sanguins, nerveux, impressionnables à l'excès, ne peuvent se jeter dans l'eau froide, qui les saisit et les suffoque. Il ne faut pas, quand même, obliger les personnes, adultes ou enfants, de ce tempérament à plonger dans l'eau. La souffrance qu'elles éprouvent en pénétrant dans l'eau froide est très aiguë, souvent intolérable, et pourrait occasionner de grands désordres organiques, suivis d'accidents graves.

L'eau froide saisit la peau qui se contracte et refoule subitement, par l'intermédiaire de toutes ses veines capillaires, le sang vers le cœur : la mort peut être instantanée.

Chez d'autres personnes, l'immersion brusque dans la rivière produit un plaisir vif et constant.

D'autres, enfin, n'éprouvent ni plaisir, ni douleur; c'est le plus grand nombre.

On peut entrer dans un bain tiède et en sortir après avoir refroidi l'eau : c'est le bain le plus hygiénique.

Il faudrait prendre des grands bains tous les jours, soir et matin, pour se maintenir dans un état de propreté physiologique à peu près satisfaisant.

— Mais c'est très affaiblissant, le bain, surtout le bain tiède ou chaud ; c'est ce qu'on nous dit à la pension.

— On te répète une erreur populaire.

Les bains n'ont jamais affaibli personne d'une manière inquiétante. En voici la preuve :

Une femme, sauvée d'un incendie où elle avait été brûlée grièvement, fut placée dans de l'eau à + 30 à 33 degrés. Elle resta trente jours dans sa baignoire, sans en sortir. Elle y trouvait tout le confortable qu'offre une bonne cuisine et une bonne chambre à coucher. Il s'agissait, pour la guérir, de préserver les plaies de ses brûlures du contact de l'air.

Elle fut guérie au bout d'un mois.

On l'avait pesée en la plongeant dans l'eau ; on la pesa en la sortant de sa baignoire : elle avait gagné, en poids, 1 kil. 750 gr.

III

La femme salamandre. — La mesure de la chaleur. — La somme totale de calorique produite par un vieillard de quatre-vingts ans.

On mesure le calorique ou chaleur, au moyen d'une unité de mesure appelée *calorie*... comme on mesure la force au moyen d'un *cheval de vapeur*.

La *calorie* ou unité de chaleur représente la quantité de chaleur nécessaire pour élever *d'un degré la température de un kilogramme d'eau*.

L'homme brûle, en 24 heures, 240 grammes de charbon dans ses poumons et dans ses tissus, plus 15 grammes d'hydrogène.

Un gramme de charbon qui brûle produit une quantité de chaleur capable d'élever *d'un degré* de température 8 kil. 08 d'eau. *Un gramme d'hydrogène* qui brûle produit une quantité de chaleur capable d'élever *d'un degré* 34 kil. 5 d'eau.

Un gramme de charbon dégage, en brûlant, 8 calories 08, et un gramme d'hydrogène 34 calories 5.

Donc, 240 grammes de charbon produiront, en

brûlant, 1.940 calories, et 15 grammes d'hydrogène donneront 518 calories; au total : 2.458 calories ou unités de chaleur, ou, en nombres ronds :
2.500 calories.

Ce qui revient à dire que la chaleur produite
par l'homme, en l'espace de 24 heures, serait
capable d'élever d'un degré de température
2.500 kilogr. ou litres d'eau ; ou, encore, qu'elle
serait capable d'élever, à la température de l'eau
bouillante, 25 litres ou kilogrammes d'eau prise à
0°, ou température de la glace fondante.

La température de l'homme est à peu près constante : 36 à 37°, état normal. A 42, 43, 44 degrés
l'homme meurt, comme dans le tétanos et certaines fièvres malignes, typhoïdes et autres.

Il n'y a donc pas accumulation de chaleur d'une
heure sur l'autre; le calorique se dissipe au fur et
à mesure de sa production, de telle manière que
la température de l'homme reste à peu près stationnaire.

— Mais en été, au soleil, notre température
doit augmenter, car nous avons beaucoup plus
chaud?

— Non, elle n'augmente pas sensiblement
dans les pays tempérés. C'est une erreur de croire
que toutes les régions organiques et le sang d'un
homme exposé au soleil de l'été, ou dans l'air
chaud d'une étuve, augmentent de température et

s'échauffent proportionnellement aux milieux dans lesquels cet homme se trouve.

Ainsi, M. Blagden a vu un homme rester 7 minutes dans une étuve à + 93°. M. Berger en a vu un autre, dit Béclard, rester à peu près le même temps dans une étuve à + 107 et 109°. M. Tillet a vu une jeune fille rester pendant 10 minutes exposée à une température de + 140° : une *vraie salamandre miraculeuse*.

Lorsque nous répétions les expériences de La Roche et Berger, nous avons introduit dans une étuve sèche, chauffée entre + 50 et + 60°, des grenouilles, des alcarazas et des éponges mouillées; au bout d'un quart d'heure, les éponges, les alcarazas et les grenouilles avaient sensiblement la même température : cette température était de 15 à 20 degrés *inférieure* à celle de l'étuve.

La grenouille a vite élevé sa température comme les alcarazas et les éponges à + 37° et est restée stationnaire à ce point. Son corps est recouvert d'une peau humide, et l'évaporation qui se fait à sa surface agit sur elle comme sur les alcarazas et les éponges qui l'accompagnaient durant l'expérience.

Dans les grandes élévations de la température extérieure, les animaux à sang chaud doivent donc dissiper, par l'évaporation de la sueur, une grande partie de la chaleur accumulée en eux.

On ne saurait, sans danger, prolonger ces expériences sur les hommes et les animaux.

Le pouvoir de résister aux élévations de température extérieure n'est *efficace* et *durable*, dit Béclard, qu'autant que ces élévations se maintiennent dans des limites analogues à celles que nous présentent les climats. Magendie a montré, par expérience, que les chiens succombent au bout de 18 minutes dans une étuve à + 120°, au bout de 24 minutes dans une étuve à + 90°, au bout de 30 minutes dans une étuve à + 80°. Les animaux succombent, dans ces conditions, lorsque la température normale de leur corps s'est élevée de 6 ou 7 degrés.

Si l'étuve dans laquelle se place l'homme est *saturée* de vapeur d'eau, la source du refroidissement due à l'évaporation de l'eau à la surface cutanée est supprimée, la température normale augmente vite et, avec elle, les dangers de mort du sujet soumis aux expériences.

En multipliant 25 par 365, on aura le nombre de litres d'eau élevés de zéro à la température de l'eau bouillante, en une année, par la chaleur naturelle d'un homme, $= 9.125$ litres ou kilogrammes.

En 80 ans on en aura 730.000 litres ou 7.300 hectolitres.

Ainsi, en supposant qu'on ait pu appliquer la chaleur produite par les phénomènes respiratoires de toute la vie d'un vieillard de 80 ans, on trouve qu'on aurait pu chauffer, avec ce calorique, 33.800 bains à + 33° centigrades.

Température variable de l'homme. — Un homme cuit et un homme gelé. — Un Sénégalien, un Chinois et un Russe.

L'homme et les animaux ne peuvent séjourner longtemps, sans inconvénient, dans des milieux où la température est plus élevée que la leur.

Une température extérieure égale à celle de l'homme, c'est-à-dire de 37 degrés centigrades, peut être considérée, pour lui, comme la dernière limite de la température ambiante exempte de danger.

Lorsque la température extérieure se maintient trop longtemps trop haute, elle peut exercer, sur l'homme, des ravages plus ou moins sérieux et compromettre gravement sa santé.

Les plus hautes températures atmosphériques observées à l'air libre et à *l'ombre,* se sont montrées au cap de Bonne-Espérance, à Manille, à Pondichéry, à Bassora, à Pékin, à Esné dans la Haute-Égypte, et dans les divers établissements du Sénégal.

On a vu, dans ces lieux transformés en fournaises, le thermomètre s'élever, à l'ombre, à

44, 45, 47 degrés centigrades au-dessus de zéro, et surpasser, par conséquent, la température de l'homme de 7 à 10 degrés.

A une pareille température, l'homme ne peut s'exposer impunément à l'air libre.

Il doit se réfugier dans sa demeure et chercher, par des moyens ingénieux, à diminuer sensiblement, autour de lui, cette température malfaisante.

— Quels sont ces moyens ingénieux, Petit Poucet ?

— Il y en a beaucoup ; mais les plus efficaces consistent à s'entourer de plantes et de feuillages susceptibles d'évaporer promptement une grande quantité d'eau.

On arrose ces plantes quand elles ne tirent pas directement l'eau d'une rivière ou d'un étang.

Des toiles mouillées, accrochées aux portes et aux fenêtres, produisent également beaucoup de fraicheur momentanée, ainsi que l'eau répandue à profusion sur le pavé, le sol ou le gazon.

Du 14 au 23 juillet 1743, le thermomètre s'est élevé chaque jour au-dessus de 40 degrés centigrades dans la ville de Pékin : 11,400 personnes moururent de chaleur dans cette ville et ses faubourgs (*Observations sur la physique de Rozier*, tome IV, page 82).

Des accidents se sont produits chez l'homme, par des températures beaucoup moins élevées, lorsque les sujets se trouvaient directement exposés aux rayons du soleil : soldats en manœuvres ou en marche; esclaves travaillant aux rizières ou aux plantations du Nouveau-Monde.

La mort survient à la suite de troubles profonds du système nerveux.

Il y a paralysie, annihilation des fonctions nerveuses, par cause de congestion sanguine amenée par l'accélération de la circulation et en vertu d'une compression des nerfs, conséquence de la dilatation des éléments nerveux, des vaisseaux et des liquides de l'encéphale contenus dans la boîte crânienne inextensible.

— L'homme supporte-t-il plus facilement le froid que la chaleur?

— Oui. L'homme peut lutter, avec beaucoup plus d'avantages et beaucoup plus longtemps, contre les abaissements que contre les élévations de la température extérieure.

Certains navigateurs ont été exposés dans leurs voyages, près des pôles, à des températures extrêmement basses, auxquelles ils ont résisté.

Ainsi, les capitaines Ross, Parry, Franklin, Back et autres ont vu le thermomètre s'abaisser à 48, 49, 56 degrés au-dessous de zéro.

Lorsque les moyens de résistance font défaut, tels que le feu, les aliments, l'exercice, les vêtements, etc., la mort arrive à une température beaucoup moins basse.

C'est encore par action directe sur le système nerveux, que l'abaissement extrême de température agit pour amener la mort. Les désordres des sens, le délire, la tendance invincible au sommeil, qui surviennent alors, le démontrent.

Malheur à celui qui, surpris par la neige et le froid, s'arrête en chemin pour se reposer, et cède au besoin pressant de dormir qui le tourmente : celui-là ne se réveillera pas.

Ainsi périrent, en 1812, dans les plaines et sous les neiges glacées de la Russie, ces soldats intrépides qui avaient composé nos légions victorieuses.

— J'ai entendu dire que nos pieds, nos mains et nos oreilles pouvaient geler en marchant. Est-ce que c'est vrai, Petit Poucet?

— C'est vrai. Un abaissement considérable de température peut, sans amener la mort, congeler certaines parties du corps mal abritées : mains, pieds, visage.

Ces membres, transformés en petits glaçons, peuvent parfois revenir à leur état normal, mais il faut, pour cela, que le *réchauffage* de ces parties gelées se fasse doucement et graduellement.

Si la chaleur est ramenée brusquement, les organes sont détériorés; il faut, pour les ménager, les ramener doucement et insensiblement à leur état primitif.

On doit, avant de s'approcher du feu ou de l'eau chaude, frotter les membres avec de la neige ou de l'eau froide.

Lorsque le réchauffage se fait brusquement, à l'aide de l'eau chaude ou d'autres moyens analogues, on voit survenir la destruction, par gangrène, des parties congelées.

Il se produit alors, dans les tissus animaux, ce qui se produit dans le tissu des plantes soumises à la gelée et brusquement frappées par les rayons du soleil.

Les liquides, en se congelant, *ont mis en liberté*, dans les tissus, les gaz qu'ils tenaient dissous.

Une chaleur trop brusquement appliquée, dans ce cas, dilate rapidement ces gaz, avant que les liquides congelés aient été reconstitués à l'état liquide, et les gaz, en se dilatant, brisent les parois délicates des vaisseaux capillaires en entraînant la mort des régions où ces vaisseaux allaient se distribuer et porter la vie.

V

Dans les grandes villes comme Paris et beaucoup d'autres de province, toutes les maisons ne sont pas neuves, malheureusement.

Certaines murailles sont percées de trous; certains planchers ou plafonds sont à jour. Des planches mal jointes forment de nombreuses fissures où l'air pénètre à volonté d'un appartement dans un autre.

Ces ouvertures naturelles, qui font communiquer les étages entre eux, peuvent être cause d'accidents fort graves.

Supposons, pour un moment, qu'un vieux malade, ou un paralytique, soit couché dans une chambre du cinquième, et que le locataire du sixième fasse un grand feu, dans un réchaud posé sur le plancher, pour y faire chauffer ses fers à repasser.

Il tait froid, toutes les portes et les fenêtres sont fermées au cinquième. L'acide carbonique qui séra

15.

produit par la combustion du charbon qui brûle dans la chambre du sixième tombera sur le plancher, en vertu de son poids plus lourd que l'air, à volume égal (plus dense). Là, sur ce plancher, le gaz asphyxiant rencontrera des fissures qui lui permettront de passer dans la chambre au-dessous, comme cela arrive aussi lorsque des tuyaux de cheminées communiquent les uns dans les autres.

Si le plancher inférieur à la chambre du cinquième est bien conditionné, l'acide carbonique s'accumulera sur ce plancher et pourra s'élever à une hauteur suffisante pour atteindre le malade dans son lit, et l'asphyxier.

La justice arrive et ne constate rien d'anormal; c'est une mort naturelle, une *apoplexie...* Ce qu'on fait supporter d'ignorance et de bévues à ces pauvres *apoplexies foudroyantes !* Quant à la véritable cause, personne n'y songe... il n'y a aucune trace de suicide ni d'assassinat : aucun foyer suspect, aucun fourneau délateur ne viennent réveiller l'attention du médecin, et tout est dit : la justice est trompée par l'acide carbonique.

Les chaufferettes ont aussi leurs inconvénients et leurs victimes.

Elles vicient l'air des appartements et *endorment* les femmes qui en font un usage quotidien, en cousant ou en brodant ; ces femmes se réveillent la tête lourde et endolorie.

On attribue ces malaises aux nerfs, au temps et à une digestion laborieuse, quand ils n'ont pour unique cause que les effets malfaisants de l'acide carbonique engendré par le foyer de la chaufferette.

Si les hommes se tuent avec gaieté de cœur au moyen des alcools et du tabac; les femmes arrivent au même résultat par les engins de destruction que la mode impose à leurs toilettes.

Il est, pour cela, un épouvantable instrument de supplice qu'on appelle le *corset*.

La jeune fille, comme la femme, a une *respiration costale*; c'est-à-dire qu'elle respire du thorax, de la partie supérieure de la poitrine.

L'homme a plutôt une respiration abdominale; il respire beaucoup du ventre, sous l'influence du diaphragme.

— Ce grand muscle qui sert de basane au soufflet thoracique?

— Oui. Nous avons cette qualité commune avec le chien, notre fidèle ami, qui respire aussi beaucoup plus du ventre que du thorax.

On entend, par respiration *costale* et *abdominale*, le mouvement plus ou moins prononcé de la poitrine ou de l'abdomen durant les temps d'inspiration et d'expiration.

La cage thoracique de la femme est très mobile; ses vingt-quatre côtes ont besoin de toute leur liberté d'action ; ses poumons exigent de l'espace pour l'exécution de leurs mouvements.

Mais que fait l'imprudente coquette ? Elle revêt ses côtes artistement arrondies, et la peau blanche et satinée qui les recouvre, d'une cage d'acier, armée de cordes et de poulies, au moyen desquelles elle déforme les parties solides du thorax, en sensibilise et en rougit la peau qui ressemble à celle d'un zèbre d'Afrique : certaines femmes sont sans pitié pour elles et pour leurs pauvres petits enfants qu'elles seront incapables de nourrir, et qu'elles verront s'étioler et mourir sous l'influence désastreuse d'un biberon, ou d'une nourrice mercenaire qui leur prendra l'amour de leur enfant.

Ah ! si les mères de famille voulaient penser aux saintes lois de la vie intime, elles éviteraient bien des chagrins, des tortures et des larmes à *leurs belles et insouciantes jeunes filles, en coupant* tous ces liens inhumains, tous ces lacets perfides qui grèvent si puissamment et si dangereusement l'avenir des jeunes mères.

L'asphyxie peut se produire par la peau ; seulement elle est environ 40 fois moins rapide que par la voie pulmonaire. Au lieu de durer 4 ou 5 minutes, elle dure de 2 heures 1/2 à 3 heures.

M. Endhuisen, qui a publié les curieux phénomènes qui surviennent chez les animaux recouverts de vernis imperméables, et sur la mort qui

en est la conséquence, est arrivé à graduer la durée de la vie des lapins avec l'étendue de la couche
de vernis appliquée sur la peau. Un lapin, entièrement couvert de vernis, meurt en 10 heures.
Lorsqu'il n'y a que le douzième , le dixième ou le
huitième de la surface du corps enduit de vernis,
l'animal survit. Le sixième, le quart, ou plus
encore de la surface, étant couvert, l'animal souffre
et meurt au bout de 96, de 48, de 24 heures.

La quantité d'eau évaporée à la surface de la
peau est, en moyenne, de 1 kilogramme en 24
heures. La quantité d'eau exhalée par les poumons,
pendant le même temps, étant de 400 à 500 grammes. L'évaporation cutanée débarrasse donc l'économie d'une quantité d'eau double de celle des
poumons.

De là l'urgence des bains de vapeur et des massages *scientifiquement pratiqués comme ceux des
Hammams* que nous voudrions voir installés par
toute la France et sous les auspices du gouverne-
ment. Paris ne possède qu'un seul établissement
de ce genre, celui de la rue Auber, et, encore,
c'est un établissement particulier. Nous n'avons
pas le droit d'être fiers de nos institutions univer-
sitaires d'hygiène pratique.

VI

— L'acte de la respiration a pour but de mettre le chyle et le sang, produits de la digestion, en rapport avec l'air.

L'oxygène de l'air, combiné avec le sang, rend ce dernier plus rouge et plus chaud...

L'appareil spécial de la respiration, très compliqué dans les classes supérieures, se réduit à la plus grande simplicité dans les classes inférieures.

Chez l'homme et chez les mammifères, le poumon est composé de myriades de vésicules.

Dans les oiseaux, une moitié seulement de ce poumon est composée de vésicules, et l'autre moitié est représentée par des sacs aériens.

Dans les reptiles, des sacs aériens seulement.

Dans les poissons, des branchies qui amènent le sang au contact de l'oxygène libre qui se trouve dans l'eau.

Dans les mollusques, des sacs ou des branchies.

Dans les animaux placés au bas de l'échelle zoologique, tels que les *polypes*, les *zoophytes*, il n'y a point d'appareil spécial de respiration : l'*endos-*

mose, c'est-à-dire le passage des solutions alimentaires du dehors dans le corps de l'animal, se fait par simple imbibition.

Tous les animaux décomposent l'air, en absorbent l'oxygène et en rejettent l'acide carbonique dans l'atmosphère qui est composée de 79 parties d'azote, 21 parties d'oxygène, avec des traces d'acide carbonique, de vapeur d'eau, etc.

L'oxygène est le gaz de vie, le gaz comburant, qui brûle ; l'azote est le gaz modérateur, *neutre*, tempérant.

L'animal est un appareil de destruction, de décomposition ; le végétal est un appareil d'épuration, de reconstruction de l'air atmosphérique.

L'analogie est frappante entre la respiration des végétaux et la respiration des animaux.

Comme dans ces derniers, la partie nutritive des végétaux, la *sève*, doit être mise en rapport avec l'air pour devenir apte à l'entretien et au développement de la plante. C'est dans la feuille que s'établit le rapport de la sève et de l'air, ainsi que tu l'as vu dans la feuille de noyer où je t'attendais.

— Et où le courant d'air était si violent ?

— Oui. La feuille représente le poumon des végétaux. Si tu l'examinais à la loupe, tu la trouverais composée d'une infinité de petites vésicules avec des ouvertures ou pores, qui donnent passage à l'air.

La sève, absorbée par les radicules qui forment le chevelu de la plante, est portée des racines dans la tige, et passe de la tige dans les branches, dans les rameaux, pour être déposée dans la feuille, comme le sang des animaux dans leurs vésicules pulmonaires; chaque vésicule reçoit, à la fois, une gouttelette d'air et une gouttelette de sève; par l'action de cette vésicule, la sève se combine, par *endosmose*, avec l'air, toujours comme le sang, décompose l'acide carbonique, s'empare du carbone et rejette l'oxygène dans l'atmosphère.

Non seulement la vésicule décompose l'air, mais encore elle élabore la sève; les molécules hétérogènes impropres à la plante sont rejetées avec l'oxygène dans l'atmosphère : de là, les émanations gazeuses, liquides, gommeuses, résineuses, qui affectent l'odorat ou se produisent à l'extrémité des feuilles sous forme de gouttelettes d'eau, de sucre, de lait, de manne, etc.

La feuille ne fonctionne qu'autant qu'elle reçoit l'influence de la lumière solaire. Soumise à cette influence, elle fixe le carbone au profit de la plante; privée de lumière, elle le rejette dans l'atmosphère.

Voilà, encore une fois, pourquoi il ne faut point s'endormir sous les arbres touffus, à larges feuilles, durant la nuit, ni dans les endroits où se trouvent des fleurs ou des plantes vertes.

Les végétaux, les arbustes qui croissent sous les grands arbres, poussent des branches frêles, sans consistance, sans durée, et donnent des graines sans farine, sans carbone.

Cela t'explique pourquoi chaque année on voit dans les massifs de nos jardins publics et les avenues de nos promenades, plantés par centaines, à grands frais et avec de grands soins, de jeunes plantes et de jeunes arbres qui meurent l'année d'après, pour être remplacés par d'autres qui auront le même sort, tant qu'on ne permettra pas aux jeunes feuilles de recevoir suffisamment l'influence de la lumière, qui leur donnera la puissance de décomposer l'acide carbonique et de s'en approprier le carbone.

— Que faut-il donc faire?... On ne peut pourtant pas abattre les gros arbres pour donner du soleil aux petits.

— Non. Mais on peut donner de l'air aux jeunes plants, couper les branches des gros arbres qui s'opposent au passage de la lumière, ou planter, ce qui serait plus rationnel, des arbres d'une taille déjà assez élevée, pour que leur cime, au moins, puisse recevoir l'influence de l'air et du soleil, notions aussi simples que faciles à comprendre qu'à exécuter.

Les feuilles, soumises à la lumière, non seulement décomposent l'air et la sève, mais encore elles décomposent l'eau, fixent l'hydrogène au profit de la plante et laissent échapper l'oxygène.

L'eau, comme tu dois le savoir, est composée de ces deux gaz dans les proportions de deux volumes d'hydrogène pour un volume d'oxygène, ce qui revient à dire que, dans un volume donné d'eau, il y a deux fois plus d'hydrogène que d'oxygène.

N'as-tu jamais eu l'occasion de te trouver dans une plaine ou dans un taillis, après une pluie d'été ou un orage?

N'as-tu pas éprouvé, dans ces moments-là, un état de bien-être extrême, un besoin d'ouvrir largement tes poumons à l'entrée de cet air plus ou moins suave, plus ou moins odorant, qui s'échappe des feuilles, après une petite ou une grande pluie suivie d'un rayon de soleil?

— Oh! oui, Poucet; il semble qu'on boit l'air à ces moments-là.

— C'est que cet air, plus chargé d'oxygène, active la circulation et la vie.

Tout le monde sait, au contraire, l'état de malaise et de fatigue qui se fait sentir pendant la nuit, si l'on reste longtemps sous les arbres très chargés de feuilles.

Ces notions élémentaires te suffiront pour te

faire comprendre l'importance que l'on doit attacher à la respiration, et la nécessité d'un air pur ; la nécessité d'éviter les réunions nombreuses, dans lesquelles l'air n'arrive à nos poumons qu'après avoir passé par tant de poitrines différentes, *qu'après avoir servi plusieurs fois ;* la nécessité d'éviter, non seulement le séjour prolongé dans les lieux bas et humides où l'air ne se renouvelle qu'incomplètement, mais surtout ces foyers d'infection dans lesquels les gaz plus ou moins méphitiques sont mélangés avec l'air.

— Je sais maintenant qu'on peut mourir très vite au milieu de ces assemblées nombreuses dont tu parles, et où l'air que l'on respire a déjà passé dans plusieurs poitrines.

— Oui, l'on peut y mourir empoisonné en très peu de temps.

Voilà quelques exemples et quelques chiffres qui t'aideront à comprendre toute la portée de cet enseignement, dont la vulgarisation rendrait tant de services à la société tout entière, tant au point de vue de sa santé personnelle que de celle des animaux et des plantes qui constituent les bases les plus sûres de la fortune et du bien-être publics.

VII

— Je t'ai promis de te montrer les habitants
microscopiques de l'air; en voilà une collection :
regarde !

Là, dans cette première préparation, tu aperçois
tous les corpuscules en suspension dans l'atmosphère d'un théâtre, d'une salle de bal, d'une salle
d'audience, d'une école, d'un hôpital, etc... Tu
peux voir, dans chaque compartiment de la préparation, des corps étrangers divers.

Au théâtre : de la poudre de riz, des parcelles
de vêtements, d'épidermes, de fard, etc...

Au bal : des quantités prodigieuses de cosmé-
tiques innombrables, et des résidus nombreux des
corps humains en état de transpiration...

A l'audience, à l'école, à l'hôpital, des débris
animaux de toutes sortes qui indiquent les degrés
de propreté de ces divers milieux...

— Quelles sont toutes ces poussières d'hôpital?

— Ce sont des résidus provenant des pansements et des toilettes que l'on fait qüotidiennement aux malades.

— Mais c'est affreux !... je n'oserai plus respirer en passant près de l'Hôtel-Dieu !

— Voici, là, des corps étrangers trouvés dans l'air libre.

Ce sont des parcelles de charbon, de laine, de coton ou d'amidon, suivant qu'on a recueilli l'air dans une ville industrielle, ou dans les environs d'une *bluterie*, d'une manutention, etc...

Cet hiver, je t'engage à faire une expérience curieuse et peu coûteuse.

Tu placeras dans ton jardin, en plein vent, une assiette en porcelaine bien blanche au moment où la première neige commencera à tomber.

Quand ton assiette sera remplie, tu l'apporteras, toute chargée de ces belles cristallisations, dans ta chambre, et tu examineras l'eau qu'elles auront produite en fondant. Cette eau sera chargée d'un dépôt de terre, de sable, de laine, de plumes, de coton et de tous les autres corpuscules qui flottent et sont tenus en suspension dans l'air.

La neige, en tombant, a purifié l'atmosphère, en entraînant, sur le toit des maisons et sur le sol, toutes les poussières organiques et inorganiques tenues en suspension dans cet air atmosphérique, d'autant plus corrompu qu'on est resté plus de temps sans pluies et sans orages.

Dans les grandes chaleurs accompagnées de sécheresse prolongée, l'air devient irrespirable aux bords des routes et des plaines sablonneuses.

Dans ce cas, il serait urgent de porter un voile épais sur la bouche et les narines, comme le font, en hiver, certaines dames instruites, qui veulent éviter les bronchites ou les rhumes. Ces voiles tamisent l'air, d'abord, et, ensuite, le réchauffent dans leurs mailles, avant qu'il ne soit projeté sur les organes profonds et sensibles de la respiration.

— Comment fais-tu pour recueillir cet air, Petit Poucet?

— Je me rends, avec cette boîte que tu vois là, dans les milieux dont je veux reconnaître la composition aériforme. Cette boîte mesure vingt centimètres de longueur, dix de largeur et cinq de profondeur. Elle est tapissée de ouate fine et bien cotonneuse.

En arrivant dans un appartement ou dans une plaine, j'ouvre la boîte et la place à côté de moi, par terre, ou sur un fauteuil si c'est au théâtre; à l'air, sur un tertre quelconque, si c'est au dehors, dans la plaine ou dans la montagne.

Après une ou deux heures d'attente, la boîte *mystérieuse*, ainsi exposée tout ouverte, est refermee et rapportée au laboratoire.

Le coton imprégné d'air est lavé avec beaucoup de soin dans un vase contenant de l'eau distillée bien bouillie.

Les corpuscules étrangers tenus en suspension dans le coton restent dans l'eau.

On prend, avec la pointe d'une aiguille, comme je l'ai fait ici, une gouttelette de cette eau de lavage, tenant en dépôt les corpuscules étrangers qui flottaient dans l'air, et l'on place cette goutte de liquide sous le microscope, où les révélations les plus curieuses et les plus inattendues vous sont faites par ce discret et instructif examen.

— Voilà une étude bien attrayante! Pouvoir, d'un simple coup d'œil, donner la composition des corps étrangers qui flottent dans l'air! Mais c'est prodigieux!

— Prodigieux est peut-être trop expressif; mais c'est un bien beau résultat scientifique.

Notre conversation me rappelle un fait qui sanctionne péremptoirement tout ce que je viens de te montrer et de te dire.

J'ai eu l'insigne honneur d'être l'ami et l'élève d'un des plus illustres micrographes contemporains, Pouchet, le savant auteur de tant d'excellents livres et de grandes pensées.

Ce remarquable professeur s'occupait constamment d'études microscopiques.

Le docteur Rayé, médecin de l'empereur Napoléon III, suivait avec intérêt les travaux du maître. Un jour, voulant embarrasser le micrographe rouennais, il lui envoya une bouteille d'air recueilli, à Paris, dans son cabinet de consultations, après la visite de ses clients.

Rayé avait bouché hermétiquement la bouteille pleine de coton, restée ouverte durant trois ou quatre heures, à côté de lui, pendant qu'il recevait ses visites.

Ce mot de lettre était joint à l'envoi de l'air :

« Mon cher confrère,

« Ci-joint une bouteille pleine d'air pris dans mon cabinet. Pouvez-vous me dire quelles sont les personnes qui ont été admises à ma consultation d'aujourd'hui?

« Bien à vous,

« Signé : RAYÉ. »

Pouchet nous fit faire le lavage du coton de la bouteille et en examina le résidu.

Il y trouva de l'amidon, du poil d'hermine et de la soie violette.

Sa réponse fut simple; il écrivit à Rayé :

« Vous avez reçu, dans votre cabinet, une dame portant de la fourrure d'hermine, des vêtements de soie violette et ayant fait abus de poudre de riz. »

« Vous avez menti en disant la vérité, »
répondit aussitôt Rayé. Ce n'était pas une dame,
mais c'était l'archevêque de Paris!... » Poudre,
hermine et soie violette, rien n'avait échappé à
la double vue du micrographe. . . . .

. . . .

Mais c'est assez voyager dans l'air. Va réparer
tes forces. Demain nous voyagerons dans le sang.

— Dans le sang?...

— Oui, dans le sang, dans le cœur, dans les
veines et dans les artères.

TROISIÈME PARTIE

LA
CIRCULATION DU SANG

DIXIÈME EXCURSION

UN VOYAGE AU LONG COURS

I

Le départ. — La mer Rouge. — La nacelle et ses voiles. —
La mer Noire.

— Je t'attends, Petit Poucet ; entre donc sans
frapper et viens que je te dise bonjour.

— Me voici ; es-tu prêt ?

— Oui, tout prêt. Où allons-nous ? Dans le sang ?

— Oui ; je te l'ai dit. J'ai l'intention de te faire faire
une promenade en bateau dans tous les fleuves et
les rivières de sang qui sillonnent les départements
organiques de Charles.

Allons le trouver, et embarquons-nous pour un
voyage au *long cours*.

— Mais comment allons-nous pouvoir entrer
dans le sang de Charlot ?

— Je suis étonné que tu me fasses une pareille
question, Arnould. Dis-moi jusqu'à quel point de
l'organisme tu es allé, en te laissant entraîner, hier,
dans le tube respiratoire, par l'air ambiant.

— Mais, Petit Poucet, je suis allé jusqu'à la muraille de la vésicule pulmonaire, *c'est-à-dire jusqu'à* la partie la plus profonde du poumon. Je ne vois pas le rapport qu'il y a...

— Entre la muraille de la vésicule et le sang?

Il y en a un très grand ; je t'ai même dit : Nous pourrions nous rendre au cœur par cette voie, en traversant la muraille du poumon. Car, si tu te le rappelles, le sang passe dans l'épaisseur de cette muraille.

— Tu as raison ; il passe dans des artères et dans des veines.

— Oui, mais beaucoup plus dans les artères que dans les veines. Il nous suffira donc de passer à travers cette muraille de la vésicule et les parois des vaisseaux qui sont fixés dans cette muraille, comme des tuyaux à gaz dans les murs de nos appartements, pour nous trouver dans le sang.

Ne te rappelles-tu pas encore un autre chemin par lequel on peut se rendre dans le sang.?

— Oui. par la grande voie du tube digestif. On passe des intestins dans les *petites sangsues* que tu as appelées. je crois, *canaux chylifères*, puis de là dans un grand canal qui monte tout droit en avant des os de la colonne vertébrale, et vient s'ouvrir dans une grosse veine qui arrive tout de suite dans le cœur.

— Très bien ! Par quelle voie veux-tu te rendre

dans le sang ? Veux-tu passer dans l'estomac ou préfères-tu suivre l'air qui s'introduit dans les poumons ?

— Oh ! j'aime mieux me laisser emporter par l'air ; je n'aurai pas besoin de me *débarbouiller* en route ; tu te rappelles la *mer* d'huile et de graisse dans laquelle je me suis précipité en sortant de l'estomac du grand mangeur que nous avions accompagné au restaurant ? Je n'ai pas envie de recevoir de nouvelles douches de *bile* et de *suc pancréatique* pour me dégraisser ; je ne veux plus présider à la fabrication du savon dans n'importe quel duodénum.

— Rendons-nous donc aux poumons.

— Pourrons-nous passer facilement à travers les parois de la vésicule et du vaisseau ?

— Facilement n'est pas le mot ; mais enfin nous pourrons le faire, car tous les tissus animaux sont remplis de petits trous, imperceptibles à l'œil nu. *Dans les murailles des vésicules* pulmonaires, ces petits trous sont encore plus étroits, mais pas assez, cependant, pour nous empêcher de passer. Tiens... avance toujours, nous y voilà.

—Nous sommes dans le sang ?

— Oui, tiens-toi bien aux parois du vaisseau afin de ne pas te laisser entraîner à la *mer Rouge*.

— Je ne te comprends pas, Poucet.

— Tu vas me comprendre tout à l'heure ; tiens-toi bien accroché au mur.

— Je m'y tiens. Oh ! que de billes vermeilles qui roulent autour de nous !

— Ce sont des *nacelles* chargées de *fer* et d'autres produits ; sautons dans l'une d'elles. Viens...

— Je te suis, Petit Poucet. Est-ce qu'on appelle tous ces petits ballons un peu aplatis, qui roulent dans le sang, des nacelles ?

— Non : les médecins appellent cela des *globules.*

— Comment appellent-ils encore cette belle tente rouge qui semble recouvrir la nacelle ?

— *Hématosine !*

— Oh ! quel joli mot. Mais je le connais déjà ; tu m'en as parlé dans notre promenade respiratoire ; c'est ton *éponge d'amiante à oxygène,* elle sert à colorer le sang.

— Tu l'as dit. C'est la jolie tente rouge qui enveloppe de toutes parts la légère nacelle qui nous emporte si rapidement dans les domaines organiques de Charles.

Allons, du courage ! pas de vertige ni de sotte peur. Laissons-nous bravement entraîner par le courant de ce fleuve rapide, qui vient de se former par la réunion de toutes les petites rivières qui sillonnent le poumon.

— Où allons-nous ?

— Dans la *Mer Rouge* dont nous devons grossir les flots.

— Qu'appelles-tu : la *Mer Rouge?*

— La cavité du *cœur gauche* et son contenu. Nous y arrivons des poumons avec le sang chargé de *gaz de vie*. Te rappelles-tu le *gaz de vie?*

— Oui, c'est lui qui brûle le charbon du chyle et qui rougit le sang.

— Très bien. Ce sang rouge est *très nourrissant, très réparateur,* il vient se rendre dans le cœur gauche, qui le lancera dans toutes les parties du corps pour y entretenir la vie.

— Nous avons donc deux cœurs?

— Oui, le cœur gauche et le cœur droit, la *Mer Rouge* et la *Mer Noire*. Nous revenons des poumons, donc nous allons être lancés dans la *Mer Rouge*. Si nous avions pris la route du tube digestif, nous aurions d'abord pénétré dans la *Mer Noire*. Retiens bien ceci : La *Mer Rouge,* ou le cœur au sang rouge, répand à profusion les principes de la vie physique dans toutes les contrées animalisées de l'organisme ; et la *Mer Noire,* ou le cœur au sang noir, reçoit tous les principes mortels apportés de toutes les parties du corps et qui, par son secours, vont se régénérer aux poumons. N'aie pas peur !

— Je suis brave ; allons dans la *Mer Rouge*. Nous arrêterons-nous à Suez, Djedda ou Moka ?

— Ne plaisante pas, sois sérieux ; tout à l'heure tu auras besoin de toute ton attention et de ton intelligence.

— Mais nous sommes déjà arrivés ?

— Nous pénétrons dans la petite mer, espèce d'antichambre qui précède la pleine mer.

— C'est un golfe, alors ?

— Oui, mais un golfe qui a la forme d'un entonnoir et qui communique avec la grande mer.

— Comment s'appelle cette partie du cœur ?

— *Oreillette*. Laissons-nous entraîner dans le *ventricule*, c'est-à-dire dans la grande mer.

II

La soupape. — Arnould se cramponne aux rochers et aux cordages pour ne pas être entraîné par les flots. — Le *coup de piston* d'une pompe sans piston. — Les écluses.

— As-tu remarqué, Petit Poucet, la grande toile. qui est tendue à la porte de cette antichambre du cœur ?

— Oui, c'est une soupape ; on en rencontre une semblable dans la *Mer Noire*. Ce sont *les portières du cœur, des sentinelles* vigilantes qui ont pour mot d'ordre de laisser : *toujours entrer, jamais sortir*.

— Nous ne pourrons donc plus sortir du ventricule ?

— De même qu'il y a une porte d'entrée, il y en a une de sortie ; on ne peut plus retourner par où l'on est venu. Les sentinelles, les portières du cœur veillent à l'observance rigoureuse de cette loi.

— Où est-elle, cette porte ?

— Attends le coup de piston du cœur, il va te l'apprendre. Cramponne-toi bien aux rochers de la *Mer Rouge*, si tu ne veux pas être lancé sur le rivage.

— Je me tiens de toutes mes forces aux aspérités du cœur. Oh! que de rochers! et que de cordages y sont attachés !

— Ces rochers s'appellent *colonnes charnues* du cœur. Ces cordages que tu vois fixés et tendus aux pointes rocailleuses sont les cordages qui tendent la grande toile membraneuse que tu as remarquée passant de l'oreillette dans le ventricule.

— Mais tu m'as dit tout à l'heure : *Attends le coup de piston du cœur !* Je ne vois pas de piston.

— Il n'y en a pas. C'est une forme de langage que l'on emploie pour e xprimer l'action de cette pompe foulante.

— Alors le cœur n'est pas une pompe ?

— Oui, mais une pompe sans piston.

Le cœur n'est pas une pompe ordinaire. C'est un modèle parfait qui, jusqu'à ce jour, n'a pas été imité par l'industrie. Nos pompes sont de grossières copies de celles qui sont sorties des ateliers de la Nature.

Non, il n'y a pas de piston dans ces pompes perfectionnées ; la paroi de la pompe fait l'office d'un piston ; c'est elle qui, en se contractant, lance avec force le liquide sanguin dans tout l'organisme, comme un biberon en caoutchouc que l'on presse dans la main, lance le lait qu'il contient.

— Je vais dire cela au père Gubetta qui fabrique de si jolies pompes et de si belles machines. Mais il me semble que je remarque encore des soupapes qui s'ouvrent quand le sang s'échappe du cœur, et qui se referment ausssitôt qu'il est passé.

— Ce que tu remarques est exact. Ce deuxième genre de soupapes n'existe que dans le cœur gauche. Ce sont des *vannes* qui s'abaissent vite à la suite du jet de liquide lancé par les parois du cœur.

Ces *portes à écluses* ne se rencontrent que sur la *mer Rouge*, elles n'existent pas dans la *mer Noire*, qui n'a qu'une seule espèce de soupapes.

III

En rade. — L'anévrysme. — L'hygiène du cœur.

— Je commence à me fatiguer, Petit Poucet, de toujours être suspendu par les ongles à ces rochers.

— Reposons-nous dans cette grande chambre que tu aperçois là auprès de toi. Mettons-nous *en rade*.

— Nous sommes bien moins agités dans cet endroit. Comment appelles-tu cette grande poche ?

— Un *anévrysme*.

— Oh ! je connais ce nom-là. M. Marcel, notre voisin, est mort d'un anévrysme. C'est une maladie qui fait mourir les personnes qui en sont atteintes.

— Pas toujours. Les morts causées par les anévrysmes sont assez rares. Quand on est atteint de cette maladie, on peut se préserver des accidents qu'elle engendre en observant strictement les lois de l'hygiène et les préceptes de son médecin. C'est dans ce cas surtout qu'il faut bien se garder d'*attraper ou de tromper le médecin*.

Je connais bon nombre de personnes de 60 à

70 ans qui sont affectées d'un anévrysme assez sérieux depuis trente ou quarante ans.

— Ces personnes écoutent bien leur médecin?

— Elles ne le consultent que très rarement, mais elles se conforment à toutes les lois de la *sobriété*; ces lois préservent très souvent des médicaments, de la souffrance et du médecin.

— Est-ce que cette maladie peut se guérir?

— Oui, quelquefois, quand elle se produit sur les artères.

— Pourquoi se guérit-elle plutôt sur les artères que sur le cœur?

— L'*anévrysme* est formé par l'agrandissement d'une région du cœur, l'agrandissement ou la dilatation d'une région des artères; quand on peut comprimer cette poche, appuyer sur cette partie malade, on parvient souvent à faire disparaître la maladie, quand elle a été attaquée à son début. On peut bien comprimer une artère, mais on ne peut pas exercer une pression sur le cœur. Cet organe est comme l'estomac, le poumon, etc., on ne peut pas le mettre en *écharpe*. Voilà pourquoi l'anévrysme du cœur est plus tenace que celui des artères.

— Crois-tu que je pourrais comprendre ce qu'il faut faire, quand on a un anévrysme, pour éviter les accidents auxquels il expose?

— Je le crois; mais il est plus logique de te

dire quelques mots de ce qu'il ne faut pas faire,
quand on se porte bien, dans la crainte de s'exposer à ces infirmités, toujours longues et quelque
peu douloureuses. Le *Petit Poucet* n'a pas la pré-
tention de venir t'apprendre la médecine en
quelques jours; il faut plus de temps que cela
pour étudier avec fruit l'art de guérir; mais il
s'est donné pour mission d'enseigner à toutes les
personnes studieuses et soucieuses de leur santé
les lois de l'hygiène, qui peuvent, seules, les
préserver d'être malades.

Il est bien plus avantageux et plus sûr de savoir se préserver de la maladie que de la chasser.

On pourra éviter une foule de maladies du
cœur et d'affections de toute espèce qui les
suivent et en sont la conséquence, en restant toujours sur son bon appétit, en ne buvant jamais
de liqueurs fortes, en ne contractant jamais la
fâcheuse et désagréable habitude de fumer ou de
faire usage du tabac, en suivant, autant qu'on le
peut, un bon régime alimentaire, sans écouter
ses caprices et ses goûts.

Il ne faut pas, tu le sais, se livrer à des exercices trop violents immédiatement après le repas,
tels que la gymnastique, la course, la marche
forcée, le saut, le chant. Les mers de glace et la
natation sont interdites en sortant de table. Les
enfants ne devraient pas faire usage de café ou de

thé forts avant l'âge de 12 à 15 ans au plus tôt.
Ces produits sont des agents qui activent la circulation, et cet acte physiologique est normalement assez énergique chez les jeunes sujets.

Ne jamais monter trop vite, après le repas surtout, les escaliers et les échelles. Quand, pour se rendre à l'école ou au collège, il faut gravir une côte ou les marches d'un escalier rapide, on doit pratiquer cette ascension lentement, *jamais en courant*, et tâcher que ce travail ne se fasse qu'une demi-heure ou une heure après le repas.

Les villes ou les villages bâtis sur des terrains accidentés ont le grave inconvénient de forcer une partie des enfants, qui demeurent dans la vallée, à gravir deux fois par jour de hautes et rapides collines ou de longs escaliers, plus rapides encore, pour se rendre en classe.

Ajoutons à cela que l'enfant joue aux billes en bas de l'échelle, et part comme une flèche au premier coup de cloche qui l'appelle à l'étude. La plupart des affections du cœur, qui règnent presque à l'état endémique à Lausanne et à Genève, n'ont pas d'autres causes.

La rue de Rivoli. — Nouvelle aventure d'Arnould. — Les
billes rouges. — L'enfant vit où la paillasse pourrit.

A Paris, ces inconvénients sont les attributs
communs des grandes administrations où les
bureaux de quelques employés se trouvent installés au troisième, au quatrième et même à la
hauteur d'un cinquième étage. Au bout de dix ou
quinze ans de ces ascensions quotidiennes forcées,
le malheureux employé devient oppressé, inquiet,
maladif, éprouve des spasmes énervants, des suf-
focations douloureuses qui l'attristent. Il fume
pour se distraire et chasser le chagrin qui l'obsède
secrètement : le tabac augmente ses douleurs et
ses alarmes.

Il n'a cependant rien à craindre pour sa vie, s'il
est d'une conduite régulière. Sa guérison peut
s'opérer seule par une bonne hygiène, par l'abstinence complète de liqueurs alcooliques, de café fort
et surtout de tabac Avec ce régime, naissent l'espé-
rance et la vie, qui ramènent le contentement d'esprit et la santé.

Viens! démarre ta barque, et laissons-nous

entraîner de nouveau dans le torrent de la circulation. Suivons toujours ce grand canal dans lequel passe tant de sang.

— Comment appelles-tu cette artère-là?

— La plus grosse artère de l'organisme, l'*artère aorte...*

— Tiens, elle s'appelle comme la rue de Rivoli.

— Que veux-tu dire?

— On appelle, dans les journaux, la rue de Rivoli : *l'aorte de la capitale*, l'aorte de la grande cité. Je n'ai jamais compris pourquoi on lui donnait ce nom, mais je t'assure qu'on le lui donne, je l'ai lu dans le *Charivari.*

— On veut dire, par cette dénomination, que la rue de Rivoli est la plus fréquentée, la plus passante, que c'est dans cette rue qu'on remarque la plus grande circulation des habitants. Mais où es-tu? Arnould! Arnould!

— Je suis tombé avec ma nacelle dans un gouffre affreux, dans une caverne beaucoup plus profonde que celle où tu nous as fait mettre en rade dans le cœur.

— Tu as été précipité, en effet, dans un *anévrysme de l'aorte.* Donne-moi la main, aide-toi bien! te voilà tiré d'embarras.

— Comment cette maladie s'est-elle développée, là, au milieu du corps, dans cette grosse artère?

— La cause première de cette maladie est une déformation de la colonne vertébrale; mais cela serait trop long à t'expliquer. Sache seulement que ton bon Charles n'a pas toujours été aussi heureux, ni aussi bien nourri dans son jeune âge que maintenant.

Cela me rappelle un dialogue fort curieux entre un médecin hygiéniste et son client, ou plutôt sa cliente.

Une dame de la campagne, riche fermière du pays d'Auge, ruisselante de santé et de bijoux d'or, vint un jour consulter un de mes amis pour son fils, garçon de dix à douze ans, pâle, mou, rachitique et malade depuis sa naissance.

Après un coup d'œil rapide et sûr donné à l'enfant, le docteur, s'adressant à la mère, provoqua le dialogue suivant :

— Que mange votre enfant?

— Tout ce qu'il veut ; nous n'avons garde de le contrarier, le pauvre chérubin.

— Ce n'est pas une réponse; précisez ce qu'il a l'habitude de manger à ses repas.

— Du lait, des œufs, de la viande ; il n'est pas capricieux ni difficile.

— Où couche-t-il?

— Dans notre chambre.

— Où est située votre chambre, au nord ou au midi?

— Au nord.

— En ouvrez-vous souvent les fenêtres?

— Jamais.

— Pourquoi?

— Elle est immobilisée au moyen d'une grosse cheville et bien calfeutrée pour ne pas laisser passer l'odeur du fumier qui est dessous.

— Où se trouve le lit de votre enfant? Près de cette fenêtre?

— Non, monsieur, dans la *ruelle* [1].

— Pourquoi ne placez-vous pas le lit de votre enfant au milieu ou dans un coin de la chambre?... Cela ne vous prendrait pas plus de place... Vous pourriez repousser votre lit contre le mur...

— C'est impossible, monsieur ; *notre paillasse y pourrirait!!!*

. . . .

. . . .

Voilà la *monstruosité* que répondit à notre ami une honnête femme et bonne mère normande.

Où sa paillasse *aurait pourri*, elle faisait coucher son fils depuis dix ans !

Une sévère leçon d'hygiène lui fit comprendre qu'elle tuait lentement son fils, qui fut installé

---

1. Les paysans normands appellent *ruelle* l'étroit espace qui existe entre leur lit et la muraille de leur chambre.

dans le *grenier à blé*, lieu très sec et bien aéré, où il coucha désormais.

Dix ans plus tard, ce petit être sans vie était transformé en un grand et solide gars normand, fort comme un lion, mangeant comme un ogre et bravant impunément toutes les intempéries de toutes les saisons.

Que d'infirmités de toutes sortes sont engendrées par l'ignorance populaire!

Mais continuons notre promenade. Regarde avec quelle impétuosité toutes ces nacelles, ces billes rouges, comme tu les nommes, circulent dans ta rue de Rivoli.

— Je suis effrayé du bruit et du mouvement qui nous environnent de toutes parts.

Tous ces flots rouges repassent plusieurs fois dans le même vaisseau?

— Oui, le sang repasse dans les vaisseaux jusqu'à ce qu'il *soit usé*; à chaque voyage qu'il fait dans l'organisme, d'une mer à l'autre, il perd une partie de sa valeur et de son poids. La nourriture, comme tu le sais, vient combler ce déficit.

V

— Est-ce que l'on connaît la quantité de sang
qu'il y a chez un homme, Petit Poucet?

— Oui, approximativement. On évalue à 14 ou
16 kilogrammes le poids du sang d'un homme
adulte, ce qui fait environ 14 à 15 litres de liquide
sanguin. L'on n'a jamais pu établir un chiffre
exact.

Il sort, par heure, plus de 775 litres de sang de
la *mer Rouge*, et il rentre, par heure, plus de
775 litres de sang dans la *mer Noire*.

Enfin, le cœur gauche lance par chaque pulsation 180 grammes de sang dans l'organisme; les
parois de cette pompe foulante se contractent
72 fois par minute; en multipliant 180 par 72
on obtient 12.960 grammes de sang lancé dans
les artères en une minute. Si nous multiplions
12.960 gr. par 60 puisqu'il y a 60 minutes à
l'heure, on obtient 777 kilogr. 600 grammes
qui, multipliés par 24, donnent pour produit

26.438.400 gr. ou 26.438 litres, ou enfin plus de 264 hectolitres de sang en un jour pour le cœur gauche.

— Mais c'est effrayant, cela, Petit Poucet.

— Oui, c'est à ne pas y croire, et pourtant rien n'est plus réel. Ainsi, tu as quinze ans : multiplie les 264 hectolitres de la journée par 365, le produit par 15, et tu verras que, depuis que tu es au monde, il t'est passé plus de 1.445. 400 hectolitres de sang dans le cœur. La même quantité de sang passant dans le cœur droit, à sang noir, en même temps que dans le cœur gauche, c'est donc 2.890.800 hectolitres de sang qui sont passés dans ton jeune cœur de quinze ans.

On peut encore faire d'autres calculs, si tu aimes les multiplications.

Chaque fois que les parois de la même pompe se contractent, le cœur dépense une force susceptible d'élever un poids de 400 grammes à un mètre de hauteur. Tu peux savoir quelle est la force dépensée par ton cœur en quinze ans.

— C'est vrai ; pour cela, il me suffit de multiplier 400 par 70 pulsations à la minute, ce qui me donne 2,800 grammes, puis 2,800 grammes par 60 et je trouve 1,680 kilogrammes par heure.

— Multiplie toujours, puisque tu calcules si bien.

— 1.680 kilogr. multipliés par 24 heures donnent

40.320 kilogrammes par jour; 40.320 × 365 jours donnent 14.716 800 kilogr. dans une année; enfin, 14,716, 800 × 15 fournissent le poids énorme de 220 millions, 752.000 kilogrammes élevés à un mètre de hauteur.

Je constate que ma petite pompe foulante, comme tu l'appelles, a produit en quinze ans une force susceptible d'élever, à un mètre de hauteur, un poids de deux cent vingt millions sept cent cinquante deux mille kilogrammes.

— Ce n'est que grâce à cette force extra-ordinaire que ton jeune cœur a lancé plus de 1.445.400 hectolitres de liquide dans ta rue de Rivoli.

Mais où vas-tu? la rue de Rivoli se termine là. Deux nouvelles artères naissent dans cette région inférieure du tronc, l'une se dirige à droite et l'autre à gauche; suis-moi dans l'exploration de cette dernière voie sanguine.

— Toutes ces merveilles sont bien faites pour me troubler un peu.

— Continuons nos calculs, et tu en constateras d'autres.

Ces chiffres paraissent si fantaisistes aux per-sonnes étrangères aux phénomènes de la vie, qu'il est urgent d'entrer, ici, dans quelques détails propres à éclairer, d'une façon indiscutable, ce sujet qui te passionne tant.

Voici la distribution générale de ces torrents sanguins organiques :

Le tronc brachio-céphalique, que tu aperçois là, sur le cœur, fournit à l'artère carotide droite 16 centimètres cubes 4 de sang par seconde, soit. . . . .   16^c. ^{c}. 4

à l'artère sous-clavière droite. . . . .   25^c. ^{c}. 8

L'aorte, après avoir fourni le tronc brachio-céphalique, fournit encore 171 ^{c}. ^{c}. de sang .   171^c. ^{c}. »

Enfin, les artères coronnaires qui partent aussi directement du cœur en fournissent. .   4^c. ^{c}. »

Total :   217^c. ^{c}. 2

En d'autres termes, il sort, par seconde, 217 centimètres cubes de sang du ventricule gauche.

Comme il y a, en moyenne, 70 à 72 pulsations du cœur par seconde, à chaque seconde correspond 1 systole $+$ 1/5 de systole ventriculaire. Donc, pour chaque systole ou contraction ventriculaire, il sort du ventricule gauche 172 *centimètres cubes* de sang, ce qui correspond, en poids, à 180 grammes, la densité du sang étant 1.05.

En résumé, il sort du cœur gauche, par chaque pulsation : 172 centimètres cubes de chair coulante ou 180 grammes de sang.

Après le calcul en *force* que tu viens de faire et qui t'a prouvé que ton cœur a produit, en quinze années, une force susceptible d'élever, à un mètre de hauteur, un poids de deux cent vingt millions sept cent cinquante deux mille kilogrammes, après ce calcul en *force*, dis-je, faisons ensemble les calculs en *poids* et en *volume*.

En poids. — Le cœur d'un homme pèse, en moyenne, 250 à 300 grammes.

Cette petite pompe vivante et foulante projette, dans l'organisme, 180 grammes $\times$ 72 = 12.960 grammes de sang en une minute;

12.960 $\times$ 60 = 777.600 grammes en 1 heure;

$\times$ 24 = 26.438.400 grammes en un jour;

$\times$ 365 = 9 billions, 650 millions, 16.000 grammes en une année;

$\times$ 80 (âge d'un vieillard) = 772 billions, 1 million, 280 000 grammes (772.001.280.000) en 80 ans, $\times$ 2; car la même quantité de sang passe dans le cœur droit dans le même espace de temps = 1 trillion, 544 billions, 2 millions, 560.000 grammes (1.544.002 560.000);

Ou 1.544.002.560 kilogrammes; ou enfin, 15.440.025 tonneaux de mer; la cargaison de 154.400 navires de 100 tonnes.

En admettant une longueur moyenne de 40 mètres pour chaque navire, on a 154.400 mètres $\times$ 40 = 6.176.000 mètres, ou 6.176 kilomètres, ou 1.544 lieues; c'est-à-dire une longue file de vaisseaux mesurant plus de quinze fois la distance de Paris à Marseille, pour transporter, d'un seul voyage, tout le sang qui est passé dans le cœur d'un vieillard de 80 ans

Si, au lieu de vaisseaux de 40 mètres, on prenait des wagons de 10 mètres de longueur seulement et ne chargeant que 10 tonnes au lieu de 100, il faudrait 1.544.000 voitures ou un train de 15.440 kilomètres, ou 3.860 lieues de longueur... Quand la première voiture de ce convoi serait au bout du monde, la dernière ne serait pas encore sortie de Paris...

— Mais c'est de la féerie, Petit Poucet?

— Non, c'est de la science basée sur des chiffres, mais sur des chiffres qui réveillent l'attention du plus froid et du plus sceptique indifférent... Continuons.

En volume. — Le cœur de l'homme est gros comme le poing d'un adulte de taille moyenne.

Nous calculerons toujours sur 172 centimètres cubes de sang, lancés par le ventricule gauche dans l'organisme, quoique Volkmann ait trouvé que cette moyenne était de 178 centimètres cubes par seconde. 172×72, nombre moyen des pulsations du cœur par minute, $= 12.384$ c. c. en 1 minute;

$\times 60 = 743.040$ c. c. en une heure;

$\times 24 = 17.832.960$ c. c. en 1 jour (178 hectolitres.

$\times 365 = 6$ billions 509.030.400 c. c. en 1 an;

$\times 80 = 520$ billions 722, 432.000 c. c.

$\times$ 2, car, ainsi que le fait observer Vierordt, le même volume de sang passe dans le cœur droit, dans un même espace de temps $=$ 1 trillion, 041 billions, 444 millions 864.000 c. c. en 80 ans.

Ou 1 billion, 041 444.864 litres; ou 10.414.448 hectolitres;... ou, enfin, 1.041.444 mètres cubes.

De sorte qu'un fossé mesurant 1.041, 444 m. ou 1.041 kilomètres, ou plus de 260 lieues de longueur sur un mètre de largeur et un mètre de profondeur serait rempli, en 80 ans, par le volume de sang lancé dans l'organisme par le cœur d'un vieillard de cet âge.

Et que faut-il de *charbon* pour produire une force pareille?... un morceau de pain, une côtelette et un verre de vin... quand on n'en est pas réduit à *un morceau de pain sec tout court*.

Aucune machine, dans aucune industrie du monde, ne produit autant d'action avec si peu de dépense.

VI

Les questions d'Arnould. — Nos voyageurs aventureux s'embarquent sur les eaux du Styx, et font voile pour la mer Noire.

— Il y a, dans ce liquide, qu'on appelle la chair coulante, 80 parties d'eau pour cent.

— Quels sont ces petits filets que j'aperçois là autour de nous?

— Ce sont des filaments que les savants appellent fibrine; ils retiennent nos barques légères; ces filets sont bien blancs; mais dans du sang extrait des animaux ils sont rouges.

— Pourquoi?

— Parce qu'ils tiennent en suspension, dans ce cas, une grande quantité de nacelles semblables aux nôtres et recouvertes de leurs tentes...

— Pourquoi notre tente semble-t-elle changer de couleur? Ou je me trompe, ou elle est beaucoup moins rouge qu'elle ne l'était au moment de notre sortie de la *mer Rouge*?

— Tu ne te trompes pas, ton observation est fondée. Les voiles de notre corvette sont beaucoup moins colorées en rouge qu'elles ne l'étaient lorsque nous avons levé l'ancre dans le poumon.

Ce changement de coloration tient à ce que nos voiles abandonnent, chemin faisant, une assez grande quantité d'oxygène, de *gaz de vie,* qui va brûler le charbon tenu en suspension dans ces flots noirâtres, charbon provenant du chyle et du sang veineux qui doit concourir à l'alimentation de la *mer Noire.* Tiens-toi sur tes gardes ; nous approchons des sources du *Styx* ou *fleuve noir,* fleuve de l'enfer, suivant la langue des anciens.

VII

— Ouf! j'ai failli être étouffé! Je me suis senti pressé de toutes parts ; ma nacelle et sa tente semblaient brisées ; par où nous as-tu fait passer ?

— Par l'unique chemin qui mène de l'artère à la veine, par la voie des *capillaires*, c'est-à-dire par les plus petits vaisseaux de l'organisme.

— Nous sommes donc dans les veines, au milieu du sang veineux, du liquide de la *mer Noire*, comme tu l'appelles ?

— Nous sommes dans les veines ; laissons-nous tranquillement bercer et chasser vers le grand fleuve du Styx, qu'on appelle la veine cave inférieure et qui doit nous conduire à la *mer Noire*. Nos nacelles et nos tentes deviennent de plus en plus noires ; elles se chargent d'acide carbonique, et perdent une grande partie de leur *gaz de vie*, à mesure qu'elles se rapprochent du cœur.

VIII

Le hamac du Petit Poucet. — Le repos. — Nouvelle aventure
d'Arnould. — Les varices. — La saignée.

— Petit Poucet ! Petit Poucet ! tu dors ! est-ce
que tu es malade ?

— Non, je me repose un peu ; les bousculades
que j'ai reçues dans les artères m'ont fatigué,
étourdi ; je goûtais avec bonheur un moment de
repos dans mon hamac.

— Je craignais que tu ne fusses malade, voilà
pourquoi je t'ai parlé. Est-ce que nous allons toujours voyager de vague en vague et d'étage en
étage, pour effectuer notre retour au cœur ?

— Oui, nous trouverons, de distance en distance,
dans les veines, de ces petits balcons accrochés à la
muraille et où nous pourrons stationner à notre
aise pendant quelques instants.

— A quoi servent donc ces hamacs, comme tu
les appelles ?

— A procurer du repos aux voyageurs. Est-ce
que tu ne trouves pas cette invention de ton goût ?

— Pardon, et je les trouve surtout utiles pour
remonter vers la mer Noire. La côte est rude. Ils

sont bien doux, tes hamacs. Est-ce qu'ils ont été placés là exprès pour nous?

— Pas tout à fait ; je t'expliquerai leur usage tout à l'heure.

— Tiens, voilà Charles qui court avec sa brouette chargée de terre, pour l'établissement de ses nouvelles couches à réséda. On dirait qu'il nous entraîne avec lui dans sa marche rapide. Ne trouves-tu pas que nous allons beaucoup plus vite que nous n'allions tout à l'heure, quand tu dormais si profondément, et que Charlot se reposait tranquillement sur les murets du jardin.

— Nous allons beaucoup plus vite, en effet, pendant la course et la marche de Charles, que pendant son temps de repos, et cela s'explique très facilement.

Le sang n'est pas chassé dans les veines de la même manière que dans les artères. Dans les artères, il chemine par l'action du cœur ; dans les veines, il chemine par l'action des muscles. Les muscles du mollet de Charlot, en se contractant, lancent son corps et sa brouette en avant, pressent sur les veines et font monter le sang vers le cœur.

— Pourquoi le sang ne redescend-il pas? Il me semble que c'est ce qu'il devrait faire.

— Et c'est ce qu'il fait aussi, mais ne comptes-tu pour rien la présence des petits hamacs sur lesquels nous nous reposions tout à l'heure, petits balcons

·à charnières·qui se déplacent, se collent comme des vannes d'écluses, contre la muraille de la veine, pour nous laisser naviguer vers la *mer Noire,* mais qui retombent sous les flots de sang qui nous ont transportés et nous empêchent de redescendre.

On ne peut pas marcher à reculons dans les veines ; on ne peut aller qu'en avant.

— Ah ! me voilà encore tombé. Poucet, donne-moi la main !

— Tu n'es pas tombé cette fois dans un anévrysme, mais dans une *varice.*

— Qu'appelles-tu *varice?*

— Une maladie de la veine, caractérisée par une poche dans ce vaisseau, comme l'anévrysme est caractérisé par une poche dans l'artère.

Reporte toute ton attention sur ces vagues noirâtres qui nous emportent de nouveau vers le cœur.

— Je les vois, Poucet, et lorsque je disparus sous les flots du *Styx,* j'allais te demander pourquoi le nombre des nacelles semble diminuer si rapidement à mesure que nous approchons de la *mer Noire.*

— Le nombre de nacelles ou *globules* diminue, en effet, avec une grande rapidité. Cela prouve que Charles a le *sang pauvre,* comme le dirait un médecin.

— Comment, Charlot a le *sang pauvre,* lui qui

a si bonne mine, qui est si gros? Son tailleur dit
que tous les ans il gagne un centimètre et demi
de ceinture!

— Charles a le sang *très pauvre*. Sa *belle santé*
n'est qu'apparente; toutes les maladies du cœur
qu'il a contractées ont eu pour cause commune la
mauvaise qualité de son sang, qui ne renferme
pas assez de *globules*, de *nacelles* ornées de toutes
leurs voiles bien rouges.

— Mais il dit toujours qu'il a trop de sang, que
le sang le gêne, l'étouffe, et il va se faire saigner
tous les ans à Pâques, par un vieux docteur de la
montagne, qui lui enlève à chaque saignée deux
litres de sang.

— Que fait-il le lendemain de sa saignée?

— Il ne fait rien; il souffre beaucoup du cœur
pendant cinq ou six jours et reste dans la montagne pendant ce temps, car il est trop faible pour
revenir à la maison.

— Pourquoi ne se fait-il pas saigner par le médecin de ta famille ou par un autre médecin de la
ville?

— Aucun de ces messieurs n'a voulu consentir
à lui tirer du sang.

— Voilà ce que je voulais te faire dire. Tu vois
que les médecins sont de mon opinion, puisqu'ils
trouvent que Charles n'a pas trop de sang, et
qu'au lieu de lui dire de jeûner ils lui recom-

mandent peut-être de manger beaucoup de viande?

— Oui, ils lui ont recommandé des côtelettes, du vin de quinquina, de l'huile de foie de morue et du fer réduit en poudre ; mais Charles n'a jamais voulu rien prendre de tout cela.

— Il a eu tort ; s'il avait suivi le régime du fer, du quinquina et de l'huile de foie de morue, ses battements de cœur auraient diminué, et, avec eux, les souffrances auraient disparu.

— Je n'aurais jamais pensé que les personnes grosses et grasses, avec de belles joues colorées comme celles de Charles, pouvaient parfois être plus faibles que certaines personnes maigres.

— Il n'y a pourtant rien de plus vrai.

— En rentrant, je vais raconter tout ce que tu viens de me dire à Charles, et je vais tâcher de le persuader que les médecins de la ville ont raison, et que son vieux des montagnes lui fait faire absolument tout le contraire de ce qui pourrait lui rendre la santé.

— Si tu parviens à le convaincre que ses battements de cœur tiennent à une cause de faiblesse organique et non pas à une cause de *trop de santé*, tu lui auras rendu un grand service.

IX

Un sang pauvre. — Arnould et Poucet entrent à pleines voiles dans la mer Noire. — Pourquoi les pompes de la mer Rouge fonctionnent avec beaucoup plus de force que les pompes de la mer Noire. — Le trou de Botal et les crocodiles.

— Est-ce qu'il y a beaucoup de personnes qui ont le sang pauvre et sont atteintes de la maladie de Charles?

— Oui, un grand nombre, dans les grandes villes surtout, et dans les pays froids et humides de certaines régions des montagnes, où l'on se nourrit d'aliments féculents, et où l'on boit trop de thé.

— Qu'appelles-tu des aliments féculents, Petit Poucet? j'ai oublié un peu ce que tu m'en as dit dans notre promenade de la digestion.

— Ce sont le pain, les lentilles, les pois, le riz, les pommes de terre, etc.

— Que faudrait-il que ces personnes fissent pour se guérir?

— Qu'elles changeassent leur mode d'alimentation graduellement, qu'elles y joignissent un peu plus de viande de mouton et de bœuf. Elles évite-

raient ainsi toutes sortes de maladies, d'indispositions qui apparaissent à tout âge, mais surtout
de dix à vingt, trente ou quarante ans.

Nous voilà arrivés dans la grande *antichambre*
de la *mer Noire*.

Le cœur reçoit sensiblement autant de sang
qu'il en lance ; mais pour une *artère*, il y a deux
ou trois *veines ;* pour une voie au *liquide de
vie* qui part de la *mer Rouge*, il y a deux ou trois
voies au liquide de mort qui se rend à la *mer Noire*,
de sorte que la circulation est beaucoup moins
rapide dans les veines que dans les artères.

Cramponne-toi encore aux rochers du cœur
droit, et dis-moi si tu remarques quelque chose
de particulier dans cette nouvelle pompe foulante ?

— Je remarque une chose, c'est que les rochers
où sont accrochés les cordages des grands rideaux
qui se sont ouverts pour nous laisser passer de
l'oreillette dans le ventricule, je remarque, dis-je,
que ces rochers sont beaucoup moins ébranlés
dans la *mer Noire* qu'ils ne l'étaient dans la *mer
Rouge*.

— Les contractions des parois de la pompe
gauche étaient beaucoup plus fortes que ne
le sont les contractions des parois de la pompe
droite.

La pompe gauche devait lancer le liquide dans la

rue de Rivoli, et dans toutes les autres artères secondaires de la capitale, tandis que la pompe droite ne lance le sang qu'aux poumons, c'est-à-dire à une distance beaucoup moins grande.

Les murailles de la pompe de Rivoli sont beaucoup plus fortes, plus épaisses que les murailles de la pompe au sang noir, qui ne porte le liquide que dans les deux poumons.

— J'ai encore une question à te faire, ce sera la dernière pour aujourd'hui.

— Comment appelles-tu ce point jaunâtre que j'aperçois là dans la région *Nord-Est* de la *mer Noire?*

— C'est la membrane qui bouche le vaisseau artériel qui, dans le tout jeune âge, porte le sang de la *mer Noire* directement dans la rue de Rivoli.

— Est-ce que ce point jaune a un nom particulier?

— Oui, on l'appelle le *trou de Botal*. Chez certains amphibies, comme le crocodile, par exemple, ce trou ne se bouche pas, voilà pourquoi ces animaux peuvent vivre tantôt sur terre, tantôt dans l'eau.

— Où allons-nous maintenant, Poucet?

— Au poumon. Il est l'heure de se rendre à ta leçon. Monte sur ce petit voyageur que nous connaissons déjà, le *chyle*; moi, je vais enfourcher le *charbon*, et me laisser emporter par l'artère pulmonaire jusque dans le gros soufflet de Charles.

— Je te suis, pars !

— Respire un peu d'oxygène en quittant ton voyageur, et précipite toi tête baissée dans l'acide carbonique, afin de traverser, avec ce gaz de mort, les parois de l'artère et de la vésicule pulmonaire.

— C'est fait.

— Bien ! nous voilà dehors ; cours rejoindre ton maître qui s'impatiente un peu. Demain, je te promènerai dans le cœur d'un géant.

ONZIEME EXCURSION

ARNOULD ET LE PETIT POUCET DANS LE CŒUR D'UN GÉANT

I

Les caprices du grand sympathique. — Rougeur et pâleur involontaires et instantanées du visage. — Les palpitations nerveuses et les palpitations anémiques du cœur. — Le tabac dans la famille et dans l'école.

Il est difficile de préciser nos occupations d'aujourd'hui. Nous allons à l'aventure, à la recherche de phénomènes nouveaux, à la découverte d'un nouveau monde.

Deux mots à la hâte sur les effets du système nerveux appelé *grand sympathique* sont indispensables pour l'intelligence de ce qui va suivre. Nous étudierons ce grand facteur de la vie, bientôt, en parcourant le système nerveux.

Le grand sympathique a tant d'action sur le cœur qu'il en ralentit ou précipite les mouvements, au gré de ses caprices, et sans que ces mouvements, souvent violents et désordonnés, impliquent une maladie organique du cœur.

Beaucoup d'enfants et de femmes nerveuses éprouvent des impressions douloureuses dans la poitrine ; *leur cœur cesse de battre,* comme le disent ces malades.

Non seulement l'influence du système nerveux ganglionnaire s'exerce sur le cœur; mais elle s'étend également sur le système capillaire tout entier.

Personne n'ignore que sous une vive impression morale, le cœur ralentit ses battements ou les précipite ; que le visage pâlit ou se colore vivement ; que la syncope se produit ou qu'une congestion violente se porte à la tête, rend instantanément sourd, aveugle et tue quelquefois.

La colère, pour ne citer qu'un exemple entre mille, provoque la manifestation de ces symptômes accompagnés, parfois, d'accès de folie furieuse incurable.

Chez une personne nerveuse, les battements du cœur peuvent être modifiés et troublés d'une minute à l'autre, et ces révolutions physiologiques peuvent se répéter un très grand nombre de fois dans la même journée.

L'hygiéniste recommande, dans ce cas, de se tenir en garde contre toutes les causes physiques ou morales, qui peuvent impressionner vivement, afin d'éviter les révolutions dans l'appareil de la circulation.

Que de personnes, jeunes encore, qui se sont

plongées dans la tristesse et les *humeurs noires* en observant chez elles ces battements désordonnés du cœur !

Que de jeunes demoiselles, de jeunes dames ont cru être atteintes d'une maladie organique du cœur... d'un *anévrysme !*... Car lorsqu'on *prend* une maladie, c'est comme lorsqu'on prend du galon : on ne saurait trop en prendre.

Heureusement que tous ces anévrysmes imaginaires ne tuent personne, et les malades qui s'en étaient emparés à vingt ans sont très étonnés de vivre encore à soixante.

Les désordres circulatoires ont encore d'autres causes qui sont, en première ligne : l'*anémie* et le *tabac*.

L'anémie est caractérisée, à tout âge, par une grande faiblesse, une grande pauvreté du sang.

— Qu'appelle-t-on sang *pauvre*, Petit Poucet ?

— Un sang qui a trop de globules *blancs* (ou nacelles blanches) et pas assez de nacelles *rouges*. Un savant physiologiste, Welcker, a compté *cinq millions* de ces nacelles *rouges* ou globules par chaque millimètre cube de sang chez l'homme.

Cette grande faiblesse amène, avec la pâleur du visage, des battements fréquents et parfois douloureux du cœur.

Les malades vous disent qu'elles ont le *cœur noyé dans l'eau*. Je dis : *Elles*, parce que les jeunes demoiselles ou les dames sont plus exposées à cette maladie que les jeunes garçons et les hommes qui n'en sont affectés qu'accidentellement.

La pâleur du visage n'est pas constante.

Dans certains cas, surtout chez les mères de famille de quarante à soixante ans, d'une santé apparente parfaite, aux joues pleines et au visage très coloré, on constate également des palpitations violentes du cœur.

Cette apparence de santé cache quelquefois une faiblesse extrême et une grande pauvreté de sang.

Non seulement cet état maladif entraîne des désordres dans les battements du cœur, mais il amène un bruit de souffle très caractéristique, appelé *souffle anémique* pour le distinguer du souffle organique avec lequel il n'a rien de commun.

Les malades, croyant avoir trop de sang, ont recours à la saignée du bras.

— Comme Charles.

— Oui, comme Charles. Elles se font enlever un litre de sang tous les ans au printemps, s'affaiblissent davantage et sont obligées de suivre un régime très nutritif pour réparer leurs forces momentanément détruites : viandes de bœuf, de mouton, œufs, poisson, vin de quinquina, etc.,

Le nombre des victimes de ces erreurs physiologiques est encore considérable aujourd'hui, malgré la résistance des médecins.

On attribue à un état pléthorique trompeur tous les inconvénients et les accidents désastreux de l'anémie constitutionnelle ou accidentelle.

Une alimentation nutritive, des côtelettes, un verre de vin généreux au milieu du repas, le grand air, la promenade, le voisinage des montagnes ou le séjour prolongé au bord de la mer, le régime salin, la distraction, la satisfaction du cœur et de l'esprit, voilà toute la recette médicale de cette fausse pléthore, de cette fausse congestion.

La cause de cette accélération du pouls et de ce grand déploiement de force du cœur s'explique scientifiquement.

Il faut une quantité déterminée de *bon* sang pour réparer les pertes incessantes de l'organisme. Lorsque le sang est de bonne qualité, le travail du cœur n'est pas augmenté; mais si le sang perd de ses qualités nutritives, il en faudra davantage pour acccomplir les mêmes phénomènes de nutrition.

La quantité du sang ne varie guère; sa qualité seule varie constamment. Moins il est riche, plus le cœur a de travail, plus il est obligé d'accélérer son mouvement pour renouveler cette chair coulante dans les départements de l'organisme, et c'est cette accélération de mouvements nécessitée pour entretenir la vie avec un élément de qualité inférieure qui provoque ces battements, ces bruits, ces spasmes et ces *noyades* du cœur.

En ramenant le sang à sa composition normale, tous les symptômes morbides disparaissent comme par enchantement.

Là, encore, le mal doit être combattu à son début.

— Tu m'as dit que le tabac donnait aussi des battements de cœur ?

— Le tabac joue ce mauvais tour aux petits drôles qui, en promenade, se cachent derrière les buissons et les haies pour fumer et tromper la surveillance de leurs professeurs.

L'action du tabac sur le cœur est très énergique.

Tous les jeunes gens qui fument sont atteints de névroses cardiaques, palpitations ou spasmes douloureux, chaque fois qu'ils se livrent à un exercice intellectuel ou physique un peu prolongé.

Les jeux de barres, le pas de course et la gymnastique leur sont interdits.

Les femmes et les enfants des fumeurs sont aussi exposés à ces accidents morbides.

On ne devrait jamais fumer dans les salons ni dans les chambres à coucher. Beaucoup de maladies n'ont d'autre origine que la respiration de la fumée de tabac durant des mois et des années.

Lorsque les enfants sont affectés de *palpitations du cœur*, les parents doivent, avant tout, faire l'inspection des poches... Presque toujours ils y trouveront le *corps du délit*... du papier à cigarette, ou du tabac!

II

Maladies des organes de l'appareil de la circulation du sang. —
Anévrysmes. — Varices, etc.

Ces maladies comprennent celles du *cœur*, des *artères* et des *veines*.

Le cœur est affecté :

1° De **cardite**, maladie causée par l'inflammation du muscle cardiaque lui-même (du cœur).

. . . .

. . . .

2° D'**hypertrophie**, ou augmentation plus ou moins démesurée du volume du cœur.

. . . .

3° D'**atrophie**, diminution graduelle du volume et du poids du cœur.

. . . .

. . . .

4° D'**anévrysme**, maladie caractérisée par la dilatation plus ou moins anormale d'une des quatre cavités de l'organe principal de la circulation du sang.

. . . .

. . . .

5° De **péricardite** ou inflammation de cette membrane séreuse que tu aperçois là tout autour du cœur, et qui sert à préserver cet organe de tout frottement rude, en sécrétant un liquide onctueux sur toute sa surface externe.

Cette membrane enveloppante, sécrétante et préservatrice, a reçu le nom de plèvre pour les poumons, de péritoine pour les intestins, d'arachnoïde pour le cerveau.

De même que tu as vu la pleurésie et la péritonite se déclarer par la sécrétion abondante des liquides des plèvres et du péritoine, de même la péricardite se déclare par la sécrétion anormale du péricarde.

. . . .

. . . . , , . . .

6° L'**endocardite** ou inflammation et sécrétion maladive de l'endocarde ou membrane qui tapisse l'intérieur du cœur.

. . . .

. . . .

Les artères sont affectées :

1° D'**anévrysmes** ou développement, dilatation d'une région de paroi artérielle.

Prenons, pour exemple, l'artère axillaire, que tu aperçois là, sous le bras, dans le creux de l'aisselle.

Supposons que l'on ait pratiqué une ligature sur le bras, au moyen d'une corde, avec l'intention d'empêcher le sang de passer du cœur dans la main.

Chaque *ondée sanguine*, qui sera lancée vers le bras, sera arrêtée au-dessus de la ligature qui comprime l'artère.

L'effort que fera cette ondée sanguine pour franchir l'obstacle se portera en grande partie sur les parois de l'artère qui se dilateront démesurément et constitueront, si l'obstacle persiste, une véritable ampoule, un sac, au-dessus de la ligature.

Les parois artérielles, cédant à l'effort du jet de sang lancé par le cœur, forment donc une véritable poche, une bourse artérielle au-dessus de la ligature du bras.

Les parois de cette bourse deviennent de plus en plus minces; le sac anévrysmal s'agrandit, grâce à l'élasticité de la paroi artérielle ; sous l'influence d'un effort plus ou moins violent, les parois de ce sac peuvent se rompre et causer de sérieux dégâts.

Tu vois que l'anévrysme des artères est formé par la dilatation anormale d'une région des parois d'une artère.

L'anévrysme du cœur a la même origine et n'est que le résultat de la dilatation morbide des parois de cet organe.

Un obstacle peut s'opposer à la sortie libre du sang des cœurs gauche ou droit : une pression, une déviation du sternum ou de la colonne vertébrale, l'obstruction d'un orifice du cœur, etc., etc., sont autant de causes d'anévrysme.

Les personnes qui sont affectées de cette infirmité devront se soumettre rigoureusement aux lois de l'hygiène et aux ordonnances de leur médecin.

Elles éviteront les exercices violents, les joies et les plaisirs excessifs, ne graviront les escaliers et les côtes que très doucement et le moins possible, fuiront le tabac, les liqueurs alcooliques et le café fort.

Il ne faut pas croire que tous les malades qui ont un anévrysme du cœur ou d'une artère sont condamnés à mourir jeunes ou dans peu d'années.

L'on peut vivre très vieux avec un anévrysme au cœur ou sur un gros vaisseau artériel, lorsqu'on sait être sobre et raisonnable.

Beaucoup de personnes, affectées d'anévrysme, ont vécu bien vieilles et sont mortes d'autres maladies que celle qui les avait effrayées et préoccupées toute la vie.

. . . .

. . . .

2° D' **artérite**. L'artérite est une maladie des artères caractérisée par l'inflammation de la membrane interne ou séreuse de l'artère.

. . . .

. . . .

Les veines sont affectées :

1º De **phlébite**, maladie provenant de l'in-flammation de la membrane interne du vaisseau sanguin . . . .

. . . .

. . . .

2º De **varices** ou bourses, poches variqueuses produites sur les parois des veines par les mêmes causes qui produisent les *anévrysmes* sur les parois des artères et du cœur.

Il n'y a qu'une différence capitale : c'est que les poches anévrysmales sont situées du côté du cœur, par rapport à l'obstacle qui arrête la marche du sang, tandis que les poches variqueuses sont situées du côté des capillaires ou des extrémités du corps, par rapport à l'obstacle dans les veines.

Les varices affectent surtout les personnes qui ont une profession qui les oblige à rester debout et en place pendant toute la journée.

Quand les bourses variqueuses se développent sur les veines des jambes, elles sont généralement très nombreuses et incommodent le malade à qui les courses un peu longues et forcées deviennent pénibles.

Les parois de ces sacs veineux peuvent aussi, comme les parois des sacs artériels, être réduites à leur plus simple expression, comme épaisseur, et même se rompre sous la pression musculaire ou la pression exercée par un corps étranger quelconque.

Afin d'éviter ces accidents, l'on doit toujours porter des bas élastiques et des garde-jambes, lorsqu'on est affecté de varices, surtout si, par ses occupations journalières, on est exposé à recevoir des coups violents sur les jambes.

Nous ne saurions trop recommander aux jeunes dames l'usage de ces·bas élastiques, lorsqu'elles éprouvent des douleurs sourdes, latentes, sur les jambes, durant les quelques derniers mois qui précèdent l'heureux jour où elles auront le bonheur d'être mères.

Il arrive très souvent, pendant ce *temps laborieux*, que des varices nombreuses et plus ou moins apparentes se forment sur le trajet des veines superficielles.

Cette maladie peut être arrêtée à son début ; mais si la jeune malade, par insouciance, néglige d'appliquer immédiatement le remède, elle s'expose à se créer de sérieuses infirmités pour l'avenir.

Une bande de toile mesurant cinq ou six mètres de longueur peut, jusqu'à un certain point, remplacer le bas élastique. Il faut avoir bien soin de fixer cette bande autour de la jambe en commençant l'enroulement des premiers tours sur le pied, et en l'appliquant de bas en haut, c'est-à-dire dans le sens de la circulation veineuse.

III

Blessures des artères et des veines. — Hémorrhagies. — Chirurgie usuelle.

Toute rupture d'un vaisseau sanguin détermine une hémorrhagie plus ou moins redoutable, suivant le calibre du vaisseau ouvert, selon que la blessure intéresse une veine ou une artère.

Le sang qui provient d'une veine est foncé et coule par un jet continu. Dans ce cas, une simple compression sur la plaie suffit, le plus ordinairement, pour arrêter l'effusion du sang : les bords de la plaie se rapprochent, se cicatrisent et la guérison est complète.

Il n'en est pas de même des hémorrhagies artérielles ; le sang poussé par le cœur sort violemment par jets et par saccades, tient les bords de la plaie éloignés et rend la cicatrisation impossible.

La lésion d'une veine, même d'un assez gros calibre, est rarement mortelle.

Au contraire, la rupture d'une artère, même d'un calibre médiocre, amène promptement la mort.

La première indication est d'arrêter l'écoulement

du sang, et l'on y parvient en exerçant une forte compression sur le tronc principal de l'artère, c'est-à-dire en comprimant le tronc artériel entre le cœur et la plaie.

Pour toutes les blessures du pied, de la jambe, de la cuisse, il suffira d'appliquer fortement le doigt sur l'artère crurale.

Pour toutes les blessures de la main, de l'avant-bras et du bras sur l'artère brachiale.

Cette compression n'est efficace qu'autant que l'artère se trouve placée entre le doigt et un point d'appui solide; aussi faut-il choisir, pour exercer cette compression, le passage d'une artère sur un os.

En promenant le doigt sur les régions indiquées, tout en comprimant, l'on parvient à rencontrer le point efficace de la compression.

Cette instruction suffit aux personnes qui n'ont pas de connaissances anatomiques.

Dès que cette première indication est remplie, ou pendant même que quelqu'un la remplit, une autre personne doit courir à la recherche d'un chirurgien qui pratiquera la ligature de l'artère.

— Mais quand l'artère sera liée, le sang qui y passait s'accumulera dans les chairs ou dans le cœur?

— Non, le sang changera de route, prendra une autre direction pour arriver au bout de sa course;

il aura recours aux *anastomoses*, c'est-à-dire aux artères communiquantes pour arriver au même point. *Il n'y a pas qu'un chemin pour aller à Rome.*

IV

Composition moyenne du sang de l'homme. — Agents qui activent ou ralentissent la circulation. — Combien pourrait-on faire de boulets de canon avec le sang des 36.000.000 de Français ? — Apoplexie foudroyante.

Voici une moyenne d'analyse du sang de l'homme, d'après Dumas :

Eau	790 parties
Globules.	127 —
Fibrine	3 —
Albumine	70 —
Matières extractives . . .	
Matières grasses, etc., etc. .	10
Sels divers, fer, etc. . . .	
	1.000

On a remarqué que toutes les substances alimentaires ou médicamenteuses, alcalines, diurétiques, tels que le nitrate de potasse, l'eau de Vichy, l'iode, le café, etc., activaient la circulation, et qu'au contraire les substances alcooliques, les opiacés, la ralentissaient.

Certains ivrognes de la classe instruite en font

19.

quelquefois l'expérience : quand ils sentent leurs jambes flageoler, ils mettent, dans de l'eau, quelques gouttes d'ammoniaque et rétablissent ainsi, pour un moment, la circulation.

D'autres, plus *ingénieux* encore, ont soin, *la veille d'une grande bataille*, de préparer leur vulnéraire qu'ils emportent avec eux : *c'est leur fiole de salut*. Rien n'égale l'ingéniosité des ivrognes de profession du grand monde.

En été, l'usage des boissons susceptibles de ralentir la circulation ne présente pas de danger sérieux; mais, en hiver, c'est autre chose.

Pour lutter contre l'influence du froid et conserver la chaleur animale à $+ 37$ degrés centigrades, le corps a besoin d'une circulation active.

Les liqueurs alcooliques ayant pour effet de ralentir la circulation, de diminuer la quantité de carbone dont la combustion dans le poumon forme le foyer de la chaleur animale, on s'explique facilement les nombreux accidents qui arrivent pendant les grands froids, par suite de l'abus de cés liqueurs alcooliques, que le vulgaire regarde bien à tort comme un moyen de lutter contre la rigueur de l'atmosphère.

Que de morts les reporters de journaux, les agents judiciaires et les gendarmes ont mis sur le compte de l'apoplexie foudroyante, quand ces accidents n'avaient d'autres causes, au contraire, que l'anémie, la diète, la *famine* du cerveau qui, ne recevant plus de sang pour cause d'une circulation affaiblie, devenait insensible et provoquait l'insensibilité, l'atonie, la paralysie, puis la mort de tous les autres organes du corps humain.

Dans l'apoplexie foudroyante, c'est le contraire qui a lieu : le cerveau est trop bien nourri ; le sang est trop riche, trop épais, trop lourd, trop *fibriné*.

Tu viens de voir qu'il n'y a que 3 parties sur 1.000 de *fibrine* dans le sang.

Si, chez un homme, cette proportion augmente et arrive à 3 1/2, 4 ou 4 1/2 cet homme est tué subitement.

La mort peut survenir de deux manières, soit par congestion du cerveau, *coup de sang à la tête*; soit, et c'est le cas le plus ordinaire, par la formation d'un petit caillot de *fibrine* qui, lancé par le cœur, vient boucher l'artère aorte.

Dans le premier cas, forme congestionnelle, on a quelques chances de rappeler le malade à la vie si on peut immédiatement lui faire une incision à l'oreille, à une veine de la jambe ou du bras; lui appliquer promptement de l'eau froide et de la glace sur la tête. Dans le second cas, la mort est instantanée; car le cœur en repos absolu durant deux ou trois secondes c'est la mort.

Aussi fonctionne-t-il sans notre volonté, malgré même notre volonté, comme si la nature ne nous avait pas jugés assez raisonnables pour nous en confier la direction ni même la modification. Elle n'a pas soustrait que le cœur à notre insouciance et à nos imprudentes initiatives ; elle nous a aussi interdit toute action directe sur le poumon que nous ne pouvons pas *endormir*, sur le foie, le cerveau, même, qui se révolte souvent à notre commandement.

C'est grâce à la connaissance de cette loi fondamentale de la vie, et à tous ses attributs, que le médecin devine tant de choses que l'on croit bien secrètes et bien cachées ; il entre dans les replis les plus profonds de l'esprit et du cœur par la pupille de l'œil toujours indiscrète sous le regard du vice, comme sous le regard de la vertu.

— Me suis-je trompé, Petit Poucet ? J'ai cru entendre : il y a du *fer* dans le sang.

— Tu as parfaitement entendu. Oui, le sang renferme du fer ; il lui en faut même une certaine quantité pour qu'il soit bien réparateur.

Tu as vu que le chyle était blanc en arrivant aux poumons, et rouge en en sortant ?

— Oui : pourquoi ?

— Parce que les globules du chyle sont blancs dans leur état primitif.

Il ne manque au chyle, pour être du sang, que la couleur rouge que le sang doit à son oxygénation, c'est-à-dire à la combinaison de l'oxygène avec une petite quantité de *fer* qu'il contient, quantité évaluée à un *demi-millième pour mille*.

En supposant que l'homme possède 15 kilog. de sang, on trouverait 3 gr. 4 10 de péroxyde de fer qui représenteraient 2 grm. 42 centigr., environ 2 gr. 1/2 de fer métallique.

Le professeur Barruel a longtemps montré, à son cours de chimie médicale, une petite masse de fer retirée du sang humain.

En réunissant le sang des 36.000.000 de Français, on pourrait extraire une masse de fer qui permettrait de fabriquer environ 80.000 boulets d'un kilogramme chacun.... pour la *défense nationale*... ou une locomotive puissante qui servirait au transport des soldats et au ravitaillement de l'armée.

V

Transfusion du sang. — Vitesse moyenne du sang chez l'homme. — Comment on fait dix fois le tour du monde sans quitter son village.

— J'ai entendu parler de la transfusion du sang, Petit Poucet : pourrais-tu m'expliquer ce que c'est?

— Rien de plus facile. Viens avec moi à l'hôpital des vieillards, où tu assisteras à une transfusion bien ordonnée

On entend par transfusion du sang l'injection d'une certaine quantité de sang d'un homme jeune, robuste et sain, dans les vaisseaux sanguins d'un autre homme faible, malade ou vieux.

Cette opération demande beaucoup de soins. Elle a réussi, surtout, sur des sujets épuisés accidentellement par une perte de sang provoquée par les suites d'une blessure accidentelle ou d'une opération. Nous avons vu, dans ce cas, de jeunes médecins ou des élèves s'ouvrir une veine du bras, et transférer leur vivace existence dans les vaisseaux et le cœur d'un moribond que ce dévouement ramenait à la vie.

C'est le cas d'aujourd'hui. Tu vois un élève en médecine assis auprès du lit d'un vieillard pâle et décharné qui veut encore vivre. La transfusion s'opère bien,... Le pauvre malade rouvre les yeux ; son généreux nourricier, un peu affaibli, en sera quitte pour manger quelques biftecks de plus, et, dans huit jours, il n'y paraîtra plus : le vieillard sera debout et l'étudiant à ses cours.

Quand à la vitesse moyenne du sang, vers l'origine du système artériel, chez l'homme, elle est de 25 centimètres par seconde.

Vierordt et Chauveau l'estiment à 26 centimètres.

Monte avec moi dans cette nacelle au pavillon rouge qu'on appelle cellule, et que tu connais déjà.

— Oh! oui, j'ai eu des aventures dans cette barque-là.

Quand je pense qu'il y a cinq millions de ces petits véhicules par millimètre cube de sang dans l'organisme humain... qu'il y a un million de millimètres cubes dans un litre, 15 litres de sang dans l'organisme, ce qui fait 75 trillions de ces jolies barques rutilantes dans mon sang, j'en suis encore tout impressionné.

— Oui, c'est le chiffre, en effet, que Welcker a constaté au microscope avec une précision mathématique. Plus tard, quand tu auras appris quelque chose, si tu as du temps, étudie donc les infiniment petits ; ce sont ceux-là qui te ménageront des surprises réellement prodigieuses.

Nous allons nous promener cinq minutes seulement dans le sang de ce géant, qui traîne si allégrement sa voiture pleine de paniers de vin. Nous passerons et repasserons plusieurs fois dans son cœur durant ces cinq minutes ; car il n'a aussi que 15 litres de sang, et il est bien entendu que ce sont ces 15 litres de sang toujours renouvelé par la digestion, mais, en apparence, toujours le même, qui passent et repassent dans le sang.

— Mais je le sais bien, Poucet. Il ne m'est jamais venu à l'idée, quand tu me montrais le passage de *deux cent soixante-quatre hectolitres* de sang par jour dans le cœur, que ce volume n'était pas composé par la répétition des 15 litres normaux de ce liquide ; je n'ai jamais cru ni pensé un instant qu'il nous passait un pareil volume de sang *nouveau* par jour dans le cœur.

— Bien, je n'en doute pas. S'il fallait créer tous les jours un pareil flot de *sang neuf*, il faudrait dévorer des moutons, des bœufs et des éléphants à chaque repas ; mais le sang s'use lentement, et le même sang peut servir durant plusieurs semaines, en s'usant un peu tous les jours...

D'après Moleschott l'organisme humain mettrait dix-huit, vingt à trente jours à se détruire et à se reconstruire entièrement, sur le même modèle ou à peu près.

Tiens-toi bien debout ! as-tu le pied marin ? Nous partons !

. . . .

. . . .

— Mais ce n'est pas désagréable, ce voyage-là, Poucet. Combien avons-nous parcouru de chemin en cinq minutes ?

— Quatre-vingt-dix mètres. Nous allions sur le train de 1.080 mètres à l'heure ou de 2,365 lieues par an.

— De sorte que chacune de mes nacelles rouges, ou globules sanguins, a parcouru, depuis 15 ans, 35.475 lieues, et que ceux d'un vieillard de 80 ans auraient fait plusieurs fois le tour du monde !

DOUZIEME EXCURSION

L'EXPLORATION DE LA MER BLANCHE

Le réveil. — La main de Léon. — Le pied d'Édouard. — Le chapelet dangereux des petits enfants et leur maladie d'intérieur. — Les fausses scrofules.

— Tu me surprends, aujourd'hui, Petit Poucet. Je ne t'attendais pas à cette heure matinale. Je dormais bien, va ; la course d'hier m'avait fatigué.

— Je viens te proposer de faire une excursion beaucoup moins longue. Nous allons parcourir promptement les vaisseaux *lymphatiques*, c'est-à-dire de nombreux petits ruisseaux qui entourent et sillonnent la peau de toutes parts, et qui apportent au cœur un liquide blanchâtre, qui ressemble à des gouttelettes de rosée, et qu'on appelle *lymphe platique*.

Ces ruisseaux lymphatiques vont se distribuer dans les trois grandes régions : l'*aine*, l'*aisselle* et le *cou*, qui peuvent être considérées comme les affluents de la *mer blanche ;* chacun des ganglions de ce système constitue des îlots, et l'on peut compter l'archipel de l'aine, l'archipel de l'aisselle et celui du cou.

Passons dans les vaisseaux lymphatiques du petit Eugène, qui est couché sur son lit de souffrance.

Avançons jusqu'au bras. Regarde toutes ces petites billes, tous ces petits ganglions rouges et gonflés : ce sont eux qui occasionnent tant de douleurs. Il suffit, pour cela, qu'une parcelle de corps étranger tombe sur la plaie et soit entraînée, par le liquide, dans ces glandes. Tu peux comprendre aussi, par cet exemple, avec quelle rapidité on pourrait s'empoisonner, si un poison quelconque était introduit dans les canaux lymphatiques, si une vipère ou un chien malade nous introduisaient une parcelle de venin ou de virus de la rage dans cette rosée organique.

Une simple excoriation suffit, accident qui peut arriver en jouant avec un chien, et en lui passant la main sous les dents, comme cela se pratique malheureusement trop souvent.

Sortons de chez Eugène ; allons chez Léon qui est atteint de la même maladie que son cousin Eugène ; seulement, sa maladie a une cause. Elle est la conséquence d'une plaie au pied ; chez lui ce sont les ganglions de l'aine qui sont malades, puisque les vaisseaux lymphatiques du pied et de la jambe viennent passer dans ces ganglions, comme ceux de la main et du bras traversent les ganglions de dessous le bras. Sa chaussure l'a blessé; de là une grande douleur qui s'est manifestée dans la région de l'aine. Cette maladie est très commune chez les personnes qui dansent trop longtemps, ou qui font des marches forcées avec des chaussures trop étroites.

Généralement, l'application de compresses imbibées d'eau alcoolisée sur le pied ou la main suffit, avec le repos absolu, bien entendu, pour opérer la guérison de ces maladies.

Il y a aussi les ganglions lymphatiques du cou, de la tête, des joues et surtout de la partie inférieure des mâchoires. Ceux du cou et de la partie inférieure des mâchoires sont des ganglions le plus souvent enflammés chez les enfants, même chez les enfants au berceau.

Cette inflammation provient de plaies à la tête. Ainsi, un enfant tombe sur la tête, il se relève avec une excoriation presque insignifiante; si la petite plaie est négligée, elle peut s'enflammer, transmettre son inflammation aux ganglions du cou, et bientôt cet enfant aura des *amandes*, des *gobes*, comme on le dit vulgairement, sous la mâchoire inférieure. S'il a des *démangeaisons* violentes du cuir chevelu, la même maladie peut se produire, s'il porte ses ongles sur les régions excitées et qu'il les sensibilise trop. Enfin, elle est *extrêmement*

commune chez ces pauvres petits êtres de quelques
mois, victimes de l'ignorance, qui n'ont jamais le
bonheur de sentir le doux frottement d'une brosse
sur la petite peau fine de leur tête endolorie, sensibilisée par une affreuse couche de corps étrangers,
de croûtes malsaines appelées *chapelet*, que les
nourrices ignorantes conservent précieusement en
disant : « Le petit sera débarrassé de sa croûte quand
il n'aura plus de *maladie d'intérieur* », et ces pauvres femmes ne brossent ni ne lavent jamais la tête
de leurs nourrissons. Cette malpropreté entraîne
toute espèce de désorganisation, et l'on voit une
foule de pauvres enfants qui contractent des maladies longues et douloureuses par l'incurie de leurs
nourrices, ou même de leurs mères, auxquelles
les lois de l'hygiène sont complètement inconnues.

Que de jeunes filles, que de jeunes garçons qui
porteront toute leur vie les traces d'une affection
que l'on confond souvent, dans le monde, avec la
scrofule. Il est scrofuleux ! Elle est scrofuleuse ! dit
la voisine ou la matrone, et la voix de l'ignorance
s'en va répétant ces paroles aux échos d'alentour.

— Toutes les personnes qui ont des cicatrices au
cou ne sont donc pas scrofuleuses ?

— Non, mon ami, et cette prétendue scrofule
sera bannie du foyer d'un bon nombre de familles,
le jour où les nourrices seront assez instruites pour
comprendre qu'elles doivent obéir au médecin. Ce

jour-là, le *chapelet* malfaisant disparaîtra sous les lotions d'eau alcoolisée, d'huile et de savon, et les inflammations des ganglions du cou ne seront plus provoquées.

Tu as pu comprendre aussi quelles étaient les lois de l'hygiène qu'on devait observer, pour se préserver autant que possible de ces ganglions de l'aine et du bras.

— Oui, Petit Poucet ; il faut bien se laver les pieds et les mains, en évitant aussi de se faire mordre les mains par les chiens.

— Il faut aussi se procurer des bains à discrétion, c'est une des premières conditions de guérison. En voici un exemple frappant. Un nageur se coupe quelque peu le pied au fond de la rivière, sur un morceau de verre ; il n'éprouve aucun accident fâcheux, parce que la plaie est immédiatement lavée à grande eau ; un voyageur qui se fait une plaie cinq fois plus insignifiante, avec sa chaussure, éprouve des effets consécutifs, semblables à ceux de Léon.

Les bains fréquents sont les meilleurs préservatifs dont on puisse faire usage contre les accidents de la santé. Bientôt, toutes les villes, tous les villages même posséderont des salles de bains à très bon marché pour la classe aisée, et gratuits pour les pauvres. Demain, nous voyagerons dans les nerfs, tu y constateras l'invention du télégraphe électrique.

QUATRIÈME PARTIE

LES NERFS

TREIZIÈME EXCURSION

LA TÉLÉGRAPHIE NERVEUSE

I

Les nerfs de Mme Bonvallet. — Une dépêche brûlante. — La paralysie. — La léthargie et les personnes enterrées vivantes.

— Où allons-nous, Poucet?

— Dans les nerfs de Mme Bonvallet, qui se dit si *nerveuse*.

— Comment ferons-nous pour pénétrer dans les nerfs de cette brave dame, qui a toujours l'air de si mauvaise humeur.

— Nous pourrons entrer dans ses nerfs sans la prévenir ; nous nous y introduirons par la voie des organes de la respiration. Des poumons, nous passerons dans le sang, et du sang dans les nerfs.

Nous avons, dans l'organisme, de nombreux réseaux de fils conducteurs, qui apportent la nouvelle au cerveau et qui portent également des nouvelles, du cerveau, dans toutes les parties du corps.

Les grosses cordes, que tu vois là, sont des tendons, des prolongements de muscles, mais ce ne sont pas des nerfs. Ces grosses cordes se remarquent sur les hommes forts, musclés ; sur les bras, les jambes et le cou des athlètes ou hercules. Les filets nerveux ne se manifestent jamais au dehors. Les voici ; regarde bien tous ces petits filaments mous et blancs dans lesquels nous nous reposons ; ce sont ces organes qu'on appelle les nerfs.

Il ne faut pas dire, en voyant un homme dont les bras sont cordelés et durs : C'est *un homme nerveux*, mais bien : c'est *un homme musclé*... quoique l'on puisse être nerveux et musclé tout à la fois.

Rien n'est plus naturel, en effet, que d'avoir des bras *sur lesquels* on remarque des tendons et des muscles, et *dans lesquels* on rencontre également des filets nerveux et des nerfs ; c'est, au contraire, toujours ainsi que les choses se passent.

— Aïe, aïe... Poucet ! Poucet ! que se passe-t-il donc dans les nerfs de Mme Bonvallet ? Où es-tu ? où es-tu, Poucet ? J'ai peur et je suis tout meurtri.

— Me voici, et je ne suis pas moins maltraité que toi.

— Que s'est-il donc passé ? Je n'ai rien vu, rien compris. Je me suis senti tout à coup lancé dans un filet nerveux avec une rapidité vertigineuse, et je me suis trouvé dans une grosse masse de nerfs très mous, d'où j'ai été lancé de nouveau vers le pied, puis du pied vers la masse nerveuse et ainsi de suite. J'avoue que je n'ai pas vu beaucoup de

choses, et qu'il me serait difficile de te dire par
où je suis passé. Mais toi, Poucet, ne t'est-il rien
arrivé? Quoi ! tu ris?

— Je ris, parce que tu n'as jamais couru aucun
danger sérieux. J'aurais pu te prévenir, mais je ne
pouvais pas prévoir que cette bonne dame allait se
jeter une écuelle d'eau bouillante sur le pied et se
brûler sérieusement.

Si tu n'avais pas été si préoccupé des *bousculades* que tu recevais dans tes voyages *du pied au
cerveau et du cerveau au pied,* tu l'aurais entendue
crier ; sa douleur etait vive ; elle souffre beaucoup,
et tu dois remarquer le chemin que nous parcou-
rons encore en ce moment, tout en cherchant à
nous accrocher aux cordons nerveux.

La force invisible qui nous pousse ainsi d'avant
en arrière s'appelle le *fluide nerveux ;* les savants en
ignorent la cause : tu me permettras d'avoir le
droit de ne pas être plus *savant* que les *savants* et
d'ignorer ce que la science ignore.

Le fluide nerveux parcourt les nerfs qui rayon-
nent dans toutes les parties de notre corps, et
viennent se réunir dans ce grand canal osseux
que voici, et qu'on appelle *canal rachidien.* C'est
dans ce canal que nous trouvons la moelle épinière. Elle est formée par tous les nerfs dont nous
avons parlé. En montant tout le long de la moelle
épinière, nous atteindrons le cervelet, et le cerveau

qui est logé dans le crâne et que tu aperçois au-dessus de nous.

— Mais c'est dans cette grosse bosse nerveuse là que j'ai passé tant de fois il n'y a qu'une minute?

— Oui, c'est dans le cerveau.

Tu es aussi monté tout le long de cette grande échelle, qu'on appelle moelle épinière, et qui est attachée au cerveau par ce demi-champignon qui s'appelle le cervelet.

Cette échelle, qui n'est composée que d'un arbre, compte 31 échelons de chaque côté de cet arbre.

Les échelons sont formés par des tiges nerveuses; il n'y a que 31 échelons nerveux de chaque côté du corps.

Ces échelons nerveux, que les savants appellent *paires nerveuses*, concourent donc tous à la formation du cerveau après avoir formé la moelle épinière. Tu apprendras plus tard qu'il existe un certain croisement des nerfs fort ingénieux, à la partie supérieure de la moelle.

Tous les nerfs du côté droit du corps vont constituer le côté gauche ou le lobe gauche du cerveau et tous les nerfs du côté gauche vont constituer le lobe droit ou côté droit du cerveau. Cette particularité anatomique explique pourquoi l'on est paralysé du côté gauche quand le médecin dit : La congestion est à droite, et paralysé du côté droit quand il dit : La congestion est à gauche.

Il y a deux courants dans le fil télégraphique nerveux : un qui apporte la nouvelle au cerveau, ainsi que je te l'ai dit, et l'autre qui porte la nouvelle du cerveau dans les membres et dans les muscles. Paul Bert a dit que le chemin qui mène au cerveau est de couleur grise et que celui qui part du cerveau est de couleur blanche.

Tu as suivi la route grise paur te rendre dans le cerveau de Mme Bonvallet et le chemin blanc pour revenir dans le pied de la brave dame.

Figure-toi que ces deux routes sont deux fils télégraphiques, que le pied de Mme Bonvallet est le bureau de départ de la dépêche, et son cerveau le bureau d'arrivée, c'est-à-dire le bureau où l'on doit faire la lecture de la dépêche et d'où l'on doit en expédier la réponse.

La dépêche sera l'eau bouillante qu'on a puisée dans la chaudière de la buanderie.

Tu as assisté à un des plus beaux et des plus intelligents phénomènes de la nature vivante. La dépêche *tombe* sur le bureau de départ, le *filet nerveux du pied*, l'employé ou fluide nerveux s'en saisit... Ce fluide nerveux est ce *quelque chose* dont je t'ai parlé, cet agent subtil dont tout le monde ignore la cause.

L'employé, dis-je, se saisit de la dépêche, c'est-à-dire de l'impression produite par l'eau bouillante sur le pied de la dame, et porte cette dépêche, ou cette impression, au cerveau par l'intermédiaire du fil télégraphique nerveux.

La dépêche suit le chemin gris.

Elle arrive, par cette voie, au cerveau, au bureau de réception, où elle est reçue et lue par les employés de ce bureau, qui, après l'avoir collationnée, en déduisent des conséquences et renvoient la réponse au bureau de départ, mais par la *route blanche*.

J'appelle *collation* le travail particulier des employés d'un lobe ou côté du cerveau, qui, après *avoir pris connaissance de la dépêche, la font passer* dans l'autre lobe ou l'autre côté de ce cerveau, afin que les employés de cette nouvelle région prennent, eux aussi, connaissance de la dépêche et donnent leur avis sur cette missive en approuvant le travail des premiers employés. Quand tout le monde est d'accord sur le sens de la réponse à faire, cette réponse est expédiée. L'erreur est donc impossible.

Aussitôt que le cerveau de Mme Bonvallet eut reçu la dépêche, il commanda aux muscles de la main et du bras d'aller porter secours au pied, en leur faisant projeter de l'eau froide sur la région malade. En même temps, il provoqua les cris poussés par la victime.

Les choses se passent ainsi, tant que les nerfs sont sains. S'ils sont malades, le travail est modifié; s'ils sont coupés ou détruits, les transmissions ne sont plus possibles. Il y a *paralysie*.

La paralysie est causée par la destruction des filets nerveux.

Quand on ne peut plus sentir, ou plutôt, quand le *quelque chose*, si subtil, ne retrouve plus sa route grise, il y a paralysie ou abolition de la sensibilité des parties nerveuses qui arrivent au cerveau. Mais on peut encore remuer, puisque la route blanche est saine, *la route par laquelle on fait passer la réponse qui va commander aux muscles.*

Ce qui est encore extrêmement remarquable, c'est qu'on peut *remuer sans sentir,* et qu'on peut *sentir sans remuer.*

C'est une qualité animale aussi vieille que le monde. Quand la voie grise des nerfs est détruite chez un homme, cet homme n'éprouve aucune douleur, il est isolé des corps environnants ; mais il peut encore remuer, si la voie blanche est restée saine. Si c'est le contraire qui a lieu, si la voie blanche est détruite pendant que la grise est restée saine, l'homme entend, voit et *sent* tout, mais il ne peut pas faire un seul mouvement; tous ses membres sont paralysés, ils sont isolés du cerveau, puisque la dépêche, la nouvelle, ne peut plus leur être transmise. On dit alors que cet homme est en léthargie. C'est la plus affreuse, la plus terrible des maladies, puisque le malheureux qui en est affecté peut être pris pour mort et enterré vivant.

— Oh! tu me fais peur, Petit Poucet. Que faut-il faire pour éviter cet accident?

— Garder ses morts soi-même, mon ami. Quand on a aimé un parent durant sa vie, je ne vois pas pourquoi on ne surveillerait pas les traits de son visage pendant les 24 ou 48 heures qui suivent l'instant où il a rendu le dernier soupir. On a constaté plusieurs fois que des malheureux avaient été enterrés vivants et s'étaient réveillés dans leur cercueil.

On ne peut pas sûrement reconnaître si la mort est réelle.

La médecine n'a que des *preuves très probables*. Les preuves certaines et infaillibles manquent.

On préservera les siens de ces cruelles angoisses, lorsqu'on étudiera mieux, et d'une façon plus générale, les lois de la vie de relation.

Les mères de famille commencent aujourd'hui à comprendre que la connaissance de soi-même et de ceux qu'on aime n'est pas plus à dédaigner que la connaissance des autres sciences.

Sortons des nerfs irrités de cette brave dame Bonvallet.

Le crible organique. — Les grands bains. — La gymnastique du cerveau et des muscles. — Les cauchemars. — La danse de Saint-Gui. — L'empoisonnement du sang et des nerfs. — L'épilepsie et le tœnia.

Les bains sont les remèdes les plus efficaces contre les maladies nerveuses.

Les bains froids sont très salutaires. Les douches froides ne le sont pas moins, quand elles n'occasionnent pas trop de douleurs et qu'on peut les supporter.

Les bains *tièdes* peuvent être pris quand on ne peut pas se jeter dans l'eau froide de la *mer*, ou de la *rivière*.

On appelle, avec beaucoup de raison, la peau le *crible de l'organisme*.

Elle est percée de trous multiples, et elle a la ressemblance la plus parfaite avec un tamis de soie très fin. On appelle ces ouvertures cutanées : des *pores*.

Tu peux les distinguer sur l'épiderme de ta main, avec une grosse loupe.

Par les pores, le sang acquiert beaucoup de principes reconstituants. C'est par les pores aussi qu'il élimine et rejette au dehors les principes morbides, les gaz mortels qu'il contient. Et il n'y a que l'eau qui puisse maintenir à l'état parfait de propreté les millions de trous dont est percé notre tamis cutané. Donc les massages et les bains sont efficaces, sont de première utilité, après une longue course, un long voyage à cheval, à pied ou en voiture ; après un travail long et pénible de l'esprit qui a nécessité une grande tension des veines et des artères du cerveau. Quand on peut se jeter dans la mer ou dans un fleuve, on a l'avantage de se livrer au plus salutaire exercice : la gymnastique des muscles, qui doit toujours précéder ou suivre la gymnastique de l'esprit.

Les bains calment l'esprit et le corps et rendent l'estomac des baigneurs moins rebelle aux aliments. De là un sommeil moins agité, un repos plus réparateur ; l'absence des cauchemars qui assiègent si souvent les personnes faibles et troublent leurs nuits ; le calme de l'esprit, enfin, qui prévient les désordres intellectuels et les hallucinations.

Une maladie nerveuse, quelle qu'elle soit, a toujours, pour point de départ, une cause de faiblesse dans quelque région organique, et une cause de faiblesse doit toujours être combattue.

Les personnes saines, fortes et vigoureuses sont

nerveuses sans cependant être malades. Quand la santé est bonne, la sensibilité est exquise et procure, sans accident, autant de plaisir ou de douleur que dans l'état maladif.

L'insomnie est une cause d'énervement et de faiblesse. L'homme fort et vigoureux jouit d'un sommeil calme et réparateur.

Allons chez Paul qui est sur le point de devenir épileptique, c'est-à-dire la proie d'une des maladies les plus implacables.

Il s'est donné cette maladie de gaieté de cœur. Elle est la suite des ravages causés par la fumée du tabac sur ses nerfs délicats, et, surtout, sur un système nerveux que je vais te montrer, et qu'on appelle système nerveux ganglionnaire, ou *grand sympathique*.

C'est le *mécanicien chimiste* de la plus belle et de la plus admirable des machines, la machine animale, sortie des ateliers perfectionnés de la Nature.

Ce grand mécanicien ne se repose jamais; c'est lui qui fait fonctionner le cœur, les poumons, l'estomac, le foie pendant que nous dormons; c'est lui qui apporte, à temps, la goutte d'huile dans les rouages nombreux de ces appareils si compliqués et si simples tout à la fois, si délicats, si forts et si résistants. Paul vient d'avoir une crise, il repose; étudions la forme de sa maladie. Le pauvre garçon a voulu faire le *petit homme*. Le mauvais exemple l'a corrompu, et le tabac l'a empoisonné.

Tous ces points blancs, fixés sur un grand cordon de même couleur, qui s'allonge tout le long de la moelle épinière, s'appellent ganglions et constituent le grand sympathique.

Il est très sensible aux influences morales, insensible aux irritations directes. C'est-à-dire qu'il peut être coupé, brûlé sans que la personne éprouve de douleur instantanée, mais qu'une impression morale, une grande peur, une grande joie, une grande douleur peut le jeter dans une perturbation très grande. C'est lui qui préside aux syncopes. C'est lui qui se venge lorsqu'on l'a forcé de *sentir* pendant plusieurs heures, ou *plusieurs années*, l'odeur de fleurs qu'on renferme à tort dans les habitations, lorsqu'on le fait habiter dans une chambre où il se dégage de l'acide carbonique, par le foyer du poêle dont la clef meurtrière est inintelligemment fermée.

Ce système nerveux, qui est exalté chez Paul par l'usage immodéré de la cigarette et du cigare, est une des causes qui ont déterminé les accidents morbides fâcheux dont ton pauvre ami est la victime.

Les cas de troubles nerveux, de la *danse de Saint-Gui* ou tremblement nerveux, des convulsions et des attaques d'épilepsie ne sont pas rares. A Bruges, M. Mouzon, directeur de l'école indus-

trielle de cette ville depuis trente ans, me fit voir
six pauvres malades qui sont atteints de ces infirmités depuis vingt ans, et qui en furent frappés dès
l'âge de neuf, dix ou douze ans.

On fume de bonne heure en Belgique. Il n'est
pas rare de voir des gamins de sept ou huit ans passer dans la rue avec le cigare à la bouche. Cet usage
immodéré du tabac est une des principales causes
de l'affaiblissement intellectuel et physique de certaines classes de la société belge. Quand nous nous
promènerons dans *les sens*, nous constaterons
beaucoup d'autres ravages causés par l'abus du
tabac. Paul va se réveiller, partons.

Mlle Martha, la fille de Mme Françoise, la
tapissière, a des attaques de nerfs presque aussi
violentes que Paul, et pourtant elle n'a jamais
fumé. Elle est la proie d'une douleur poignante et
vive, qui vient tous les huit jours la surprendre au
milieu d'une tranquillité apparente parfaite. On
peut être atteint de l'infirmité de Paul sans jamais
avoir fait usage du tabac, sans jamais avoir fait
aucun excès ni commis aucune imprudence sérieuse;
le tabac n'est pas le seul agent propagateur de cette
affreuse maladie. Tout ce qui peut surexciter les
nerfs fait partie du cortège de nos assiégeants. Les
plaisirs exagérés, les douleurs vives, les faiblesses
organiques, l'étude trop sérieuse, pendant l'enfance,
de la peinture, de la musique ou de tout autre tra-

vail intellectuel prolongé, la respiration longue et continue de l'odeur des fleurs ou de l'acide carbonique, etc,

Si les fleurs, seulement, sont les seules causes malfaisantes, la maladie se borne souvent à des symptômes, beaucoup moins apparents que ceux qui caractérisent celles de Paul et de Mlle Martha ; mais ils n'en sont pas moins assez intenses pour jeter la perturbation dans tout le système nerveux et engendrer des maux de tête affreux, des bourdonnements d'oreilles, des nausées, des cauchemars, des hallucinations, et même l'*asphyxie*, dans le cas où une grande quantité de fleurs, ou de feuillages verts et odoriférants, seraient renfermés dans la chambre à coucher, ainsi que tu le sais déjà.

Cette pratique anti-hygiénique, qui consiste à placer des fleurs dans les appartements, n'est pas étrangère au développement graduel et lent des maladies nerveuses, qui révolutionnent tant de personnes dans le monde, et y engendrent tant de méchants et insupportables caractères.

L'excursion que nous ferons demain complétera l'étude du système nerveux.

— Que visiterons-nous, demain ?

— Les sentinelles du cerveau.

La délicatesse du système nerveux est plus exquise chez la femme que chez l'homme. A la femme revient le noble rôle de l'éducation de l'enfance, de la consolation de l'homme adulte et du soin de la vieillesse. Pour remplir ce rôle, qui dure presque toute la vie, la force a, chez elle, été sacrifiée au sentiment.

Beaucoup de femmes sont peureuses. La surprise et la frayeur provoquent des phénomènes inattendus, dont la nature et l'intensité ne sont pas sans présenter quelques dangers.

Il est toujours de mauvais goût et de mauvaise compagnie de *faire peur* aux enfants et aux femmes.

Ces grossières plaisanteries ont souvent été le point de départ d'une foule de désordres intellectuels et moraux.

La brusque surprise, la détonation d'une arme, la menace du loup, de l'enfer et du croquemitaine ont trop de fois jeté le trouble et la perturbation dans le système nerveux de femmes et d'enfants trop impressionnables.

La solitude et l'obscurité rendent dangereusement malades quelques sujets doués d'une imagination vive.

. Un couteau, une fourchette ou une chaise qui tombent font pousser un cri de frayeur à beaucoup de femmes vivant dans la retraite, le silence et l'isolement plus ou moins absolu.

Les nerfs sont fantasques. Il ne faut pas rire de leurs effets ni de leurs victimes : il faut éloigner les premiers, calmer et consoler les secondes.

L'équilibre nerveux est rare chez les femmes ; beaucoup d'hommes le possèdent.

L'empoisonnement des nerfs se pratique en grand.

Les bals et les théâtres sont les principaux foyers de corruption organique : le sang s'y brûle et les nerfs s'y volatilisent.

Les grands spectacles et les splendides soirées procurent toujours, chez les personnes impressionnables et nerveuses, maux de tête, serrement douloureux des tempes, bourdonnements d'oreilles, cauchemars, migraine, maux de cœur, insomnies, sueurs nocturnes, fièvres, abattements et courbature des membres.... résultat d'un séjour prolongé dans une atmosphère corrompue par l'acide carbonique et surtout, par les milliards de *poussières vivantes* qui pénètrent dans le sang par l'intermédiaire des voies respiratoires internes et cutanées.

Les perturbations nerveuses ont mille autres causes. La plus fréquente, parmi les causes classées dans les domaines de l'inconnu, est, sans contredit, celle qui est engendrée par le tœnia (ver solitaire).

On a vu ce parasite provoquer des désordres nerveux intenses et compromettre la santé morale et physique des personnes qui en étaient affectées :

hypochondrie, vapeurs, mobilité de caractère, colère, larmes, tremblement des mains, douleurs d'estomac, crampes de la poitrine, insomnie, cauchemars, agitation fébrile, attaque de nerfs, syncopes, propension au sommeil ou attaques épileptiformes.

Lorsque ces accidents se produisent sans cause connue, il faut en prévenir le médecin qui saura en tenir compte.

Voici les formules généralement adoptées pour tuer et expulser le tœnia, sans aucun danger :

1° La décoction d'écorce de racine de grenadier, 60 grammes pour 750 grammes d'eau qu'on fait réduire à 500 grammes.

2° Émulsion de 30 à 60 grammes de semences de citrouille, à jeun.

3° Poudre de racine desséchée mais récente de fougère mâle, 40 à 60 grammes.

4° Infusion pendant un quart d'heure de 20 grammes de fleurs de kousso pulvérisées, prise à jeun.

5° Extrait éthéré de fougère mâle, 2 à 8 grammes dans du pain azyme.

6° *Huile d'olive Fine;* en boire une livre et demie par 120 grammes à la fois, de quart d'heure en quart d'heure.

On donnera, deux heures après l'administration d'un de ces remèdes, 20 à 30 grammes d'huile de ricin dans une tasse de bouillon gras chaud contenant une cuillerée de purée d'oseille cuite. Après l'huile d'olive, on peut se dispenser de prendre l'huile de ricin.

CINQUIÈME PARTIE

LES SENS

QUATORZIEME EXCURSION

LES ESCLAVES DU CERVEAU

I

Les bureaux télégraphiques du toucher. — Un monsieur
dans la mousseline.

— Le cerveau que tu as vu de tout près est
servi par *cinq esclaves intelligents et vigilants* qu'on
appelle *sens*. Individuellement, on les désigne par
les noms de *toucher*, *goût*, *odorat*, *vision* et *audition*.

— Pourquoi les appelles-tu les *esclaves du cerveau?*

— Parce que chacun de ces sens a pour mission
de servir exclusivement le cerveau ; ce sont des fils
télégraphiques ou nerfs *spéciaux ;* chacun d'eux a
sa fonction. Les nerfs du toucher apportent au cerveau les sensations du *chaud*, du *froid*, du *mou*, du
dur, du *rond*, du *piquant*, etc. Ceux du goût, les
sensations des saveurs. Ceux de l'odorat, des
odeurs. Ceux des yeux, de la lumière, et, enfin,
ceux des oreilles, les impressions du bruit et du
son.

Je les appelle esc aves parce qu'ils agissent isolément, sans relations nettement déterminées, parce qu'ils ne sont pas indispensables à notre existence physique, parce qu'ils ne sont susceptibles de faire que ce qui leur a été individuellement assigné, et, surtout, parce qu'on peut les détruire, les couper, sans que l'animal éprouve de douleur réelle. Cette dernière particularité s'applique surtout aux *nerfs de l'odorat,* de la *vision* et de l'*audition.*

De sorte que le nerf qui va du nez au cerveau ne peut recevoir que des *dépêches de parfumerie.*

De même que ceux qui vont des yeux et des oreilles au cerveau ne peuvent recevoir que des *dépêches de photographie et de musique.*

Viens dans le bout des doigts de ce jeune garçon de magasin qui mesure du velours et de la soie; tu feras connaissance avec le premier esclave de ce Monsieur, le premier commis. Tu vois l'étoffe qui vient impressionner les nerfs qui sont cachés dans l'épaisseur de la peau.

— Oui, je remarque aussi une petite toile fine qui sépare toujours ces nerfs de la soie.

— Cette *petite toile fine,* comme tu l'appelles, se nomme *épiderme;* plus elle est mince, plus le toucher est sensible.

Il est très imparfait chez les charpentiers, les terrassiers, les maréchaux, qui ont la *petite toile fine* de la main, ou la couverture des nerfs, tapissée d'une couche épaisse de parties dures, qu'on nomme cal.

En général, les femmes ont le toucher plus délicat que les hommes, à cause de la finesse de leurs mains.

Le cerveau acquiert, par l'habitude, la connaissance de toutes les dépêches que peuvent lui expédier ses esclaves des stations du *toucher*. Il n'a qu'à se rappeler les choses acquises par son éducation, par les soins de sa mémoire ; il n'a, enfin, qu'à ouvrir le casier où se trouve consignée la première impression semblable à celle qu'il reçoit, pour être immédiatement renseigné.

Quand il n'a pas encore reçu de dépêches d'un de ses esclaves, il est fort intrigué ; il met en réquisition ses cinq serviteurs à la fois, interroge, regarde, sent, palpe, goûte, écoute, afin de se former une opinion ou de la prendre toute formée. L'enfant en bas-âge se trouve dans ce cas. Tout l'étonne, tout est nouveau pour lui ; sa nourrice commencera son éducation au berceau. Ses maîtres la continueront, et la société la modifiera, la perfectionnera en l'étayant d'une instruction pratique et saine, pour l'acquisition de laquelle il mettra toute sa vie, qui sera toujours trop courte.

II

Les bureaux télégraphiques du goût. — Une visite
chez MM. *Hérode* et *Sultan*

— Nous allons assister au départ des *télégrammes
dégustatifs* d'Hérode et de Sultan.

Le brave Sultan a sa petite histoire comme toutes
les victimes célèbres. Hérode avait le défaut de
manger toute sa soupe, *d'abord*, et ensuite la
sienne.

Sultan restait spectateur, grondait un peu, pas
trop haut, car il n'est pas le plus fort, et recueillait
les restes du glouton qui, bien repu, allait ronfler
sous l'ombrage de sa tente. Mais on a guéri le trop
gastronome Hérode de sa gourmandise préjudiciable à son compagnon.

On a fait subir, à Sultan, une petite opération,
opération des plus simples et des plus insignifiantes,
au point de vue de la douleur; le médecin vétérinaire lui a coupé un nerf de la base de la langue.
Ce nerf est le fil télégraphique qui transmet au
cerveau les saveurs sucrées et amères. Sultan ne
perçoit pas le goût du sucre, ni celle des matières
les plus amères, telles que la coloquinte. Ce bon

chien, n'ayant plus de télégraphes pour envoyer à son cerveau la *dépêche amère*, son cerveau, ne recevant pas la nouvelle d'une saveur désagréable, n'en est pas prévenu, et son maître mange de la soupe à la coloquinte, auprès de laquelle Hérode, le glouton, mourrait de faim, si l'on n'avait pas la précaution de lui mettre la sienne dans un vase à part.

Le médecin vétérinaire a tué l'esclave du goût chez Sultan, et le service des dépêches ne se fait plus qu'imparfaitement et seulement dans la station située à la pointe de la langue.

Sultan, comme tous les animaux supérieurs, a deux esclaves sur la langue. . un qui a pour mission de courir porter le goût des saveurs amères au cerveau : c'est l'esclave de la base de la langue, celui qui a été tué chez ce docile Sultan ; un autre, qui est situé tout au bout de la langue, et qui porte les nouvelles acides et mordicantes, les dépêches vinaigrées.

Tu comprends, maintenant, quel est le but de cette opération? C'est tout simplement d'empêcher le cerveau de Sultan de reconnaître la présence de la coloquinte dans sa soupe, et de lui procurer l'occasion de se nourrir, avec plaisir, d'une préparation alimentaire qui ne saurait, par son amertume, convenir à un autre chien.

Deux sentinelles sont placées sur la langue :

l'une en avant-garde, c'est la sentinelle des *acïdes*, des corps dangereux et corrosifs; l'autre en arrière, moins active, moins vigilante, c'est la sentinelle qui annonce l'arrivée des corps amers et sucrés.

Les acides sont rejetés aussitôt que leur présence est signalée par la sentinelle d'avant-garde, et les accidents sont évités, accidents qui ne manqueraient pas de se produire, si les acides pouvaient pénétrer jusque dans l'arrière-bouche, avant que le cerveau ne fût averti de leur présence dans la cavité buccale. Le nombre des corps amers dangereux est beaucoup moins grand que celui des acides meurtriers. En plaçant les deux esclaves l'un à côté de l'autre, ils se seraient gênés dans l'exécution pleine et entière de leurs fonctions similaires, mais distinctes.

III

Les bureaux télégraphiques de l'odorat. —Nos étudiants
chez Braque, le fameux chasseur.

Nous voilà dans les domaines olfactifs de Braque.
Voici la sentinelle de l'odorat, ou l'esclave chargé
de transmettre les dépêches camphrées, poivrées,
aromatisées au cerveau. Dis-moi ce que tu
remarques dans ces vastes tuyaux d'orgues.

— Je remarque une multitude d'employés qui
semblent arrêter au passage tous les voyageurs
qui s'introduisent dans les narines de ce bon
chien.

— Ces voyageurs ne sont rien autre chose que
des molécules odorantes, ces molécules sont divi-
sées à l'infini. Les autres personnages que tu appelles
employés représentent toutes les sentinelles nerveuses du nerf olfactif, ou les milliers de petits
commissionnaires, qui sont sous les ordres
de l'esclave chargé de l'importante fonction du
sens de l'odorat.

Plus le nombre de ces turbulents et vigilants
employés est grand, plus ces petits voleurs, qu'on
appelle *papilles nerveuses*, sont nombreux, plus le
champ de leur guet-apens est vaste, plus les ser-

vices de l'esclave sont précieux, enfin, plus le sens de l'olfaction ou de l'odorat est développé.

— De sorte que plus le nez est gros, mieux on sent les odeurs ?

— Ce n'est pas tout à fait ainsi que les choses se passent. La grosseur du nez n'est pas une garantie de la qualité du sens de l'odorat ; cette qualité dépend de l'étendue de la surface interne des narines et de la quantité des papilles nerveuses saines en suspension dans la *toile fine* que tu remarques chez Braque. La nature, au lieu de faire un nez énorme au chien ou à l'homme, a réduit le volume de cet organe aux dimensions connues ; mais elle en a multiplié la surface interne, en lui donnant la forme de cornets superposés les uns sur les autres, lesquels cornets sont revêtus, sur leurs deux surfaces, de la *toile fine* qui tient en suspension les bataillons de sentinelles que tu vois tourbillonner dans toutes les régions et les compartiments des cornets frais et roses de notre hôte.

Nous allons nous reposer dans la *trompe d'Eustache* de Charles. Oublie un peu la trompe de chasse, rappelle-toi celle d'Eustache qui fait communiquer les fosses nasales avec l'intérieur de l'oreille.

Vois comme la base du cerveau de ce pauvre Charles est rouge et ramollie ; il n'est pas surprenant qu'il ait perdu la mémoire.

— Il est également très sourd par moments.

Je ne vois pas la *toile fine* que tu appelles membrane pituitaire, et qui était si visible chez Braque.

— Elle est boursouflée, détériorée dans le nez de ce bon Charles, qui ne sent plus qu'imparfaitement ses fleurs qu'il aime tant. Il ne sent même plus son tabac. Il a un *rhume de cerveau* permanent.

Cette maladie est caractérisée par ce que les médecins appellent *coriza chronique*. Cette indisposition obstrue la longue galerie que tu aperçois ici et concourt à provoquer la surdité. Cette galerie, qui commence dans le nez et se termine dans l'oreille, s'appelle *trompe d'Eustache*.

Nous la parcourrons de nouveau en nous introduisant dans l'oreille.

— Que faut-il faire pour se déshabituer de priser ?

— Substituer chaque jour quelques grammes de café à son tabac ; augmenter la dose du café graduellement, jusqu'à ce qu'on ne prise plus que du café ; remplacer ensuite le café pur par du sucre en poudre, en procédant, pour l'élimination du café, comme on a procédé pour l'élimination du tabac, et quand le malade pourra, sans souffrir, priser du sucre pur en guise de tabac, il sera à la veille d'être guéri.

Non seulement les enfants ont le vilain défaut de se fourrer les doigts dans le nez, mais ils ont encore celui de s'y fourrer toutes sortes de choses : pois, perles, billes, etc., etc.

L'art est quelquefois impuissant à réparer les désordres consécutifs à ces gamineries.

Dans certains cas, on a été obligé, pour extraire ces corps étrangers brusquement enfoncés dans les fosses nasales, de pratiquer des opérations sanglantes qui ont déterminé la formation de cicatrices profondes et incurables du visage.

Dans d'autres circonstances, durant le sommeil, sous des arbres, par terre, dans les foins ou dans les bois, des insectes s'introduisent dans le nez et pénètrent jusque dans les fosses nasales et les sinus frontaux, c'est-à-dire les cavités des os du front qui communiquent avec le nez.

Ces accidents provoquent des douleurs intolérables qui tuent souvent les malades.

L'inspiration, par le nez, de fumée de tabac ou de tabac en poudre a produit de bons résultats, quand les malades n'étaient pas fous de douleur, et pouvaient comprendre ce qu'on désirait d'eux.

Lorsqu'on est forcé de reposer dans les champs et les bois, il ne faut jamais négliger de s'emplir les narines et les oreilles de coton.

IV

Les bureaux télégraphiques de la vision. — La rose mousse.
— La photographie.

— L'esclave de la vision est un des principaux personnages de l'état-major du cerveau ; son grand nom est : *nerf optique*.

Pour le toucher, d'innombrables petits nerfs sont placés en sentinelles sous la peau des doigts, surtout. *Pour le goût*, d'innombrables petits nerfs sont placés en sentinelles sur les parties antérieures et postérieures de la langue. Pour le sens de l'*odorat*, tu te rappelles également la multitude d'employés qui sont au service de l'esclave olfactif. Partout, enfin, des sentinelles dans les bureaux télégraphiques, et un fil bon conducteur allant de chacune de ces stations au cerveau, qui est mis, par cela même, en rapport avec toutes les choses du dehors susceptibles d'impressionner ces trois premiers esclaves : le *toucher*, le *goût* et l'*odorat*.

La lumière étant un corps beaucoup plus subtil que ceux qui sont perçus par les trois premiers sens, il fallait un organe très sensible, qui pût transmettre, à notre cerveau, cette impression lumineuse impalpable. Cet organe : c'est l'œil.

L'œil perçoit un agent qui parcourt 77,000 lieues à la seconde ; c'est-à-dire 4,420,000 lieues en une minute.

Nous voici dans le nerf optique, tout à fait à la partie profonde de l'œil, et au point où cet esclave de la vision s'épanouit et vient s'étendre, comme une *toile fine*, tout autour et en arrière de cette grosse masse de liquide transparent et clair qui remplit le globe de l'œil. Que fallait-il pour que le but de la vision fût rempli ? Que le cerveau reçût une grande quantité de rayons lumineux. Comment pouvait-il recevoir une grande quantité de rayons lumineux ? En ordonnant à son esclave de les lui procurer. Et cet esclave a étendu les bras et les mains autour d'un corps transparent, a multiplié, agrandi extraordinairement sa surface, et a pu, par ce stratagème, arrêter une bien plus grande quantité de rayons lumineux au passage, en faire une provision et les transmettre à son maître, le cerveau.

Le nerf optique s'épanouit et s'ouvre dans l'œil comme une grande et belle rose.

Le calice d'une rose mousse te représente le nerf optique, et sa corolle fraîche et veloutée offre une ressemblance frappante avec la rétine, qui est le résultat de la superposition de huit feuillets parfaitement distincts, d'une couleur et d'une impression différentes ; la *rétine* est l'épanouissement du nerf optique. On l'appelle aussi, quelquefois, plaque photographique, parce qu'il s'y fait de la photographie.

Niepce et Daguerre furent, dans ce cas, les deux premiers imitateurs de la nature, comme Archimède et Galilée le furent, par leur reproduction du cristallin de l'œil, dans leurs admirables lunettes et systèmes de foyers mobiles.

— Tous les voyageurs, qui passent dans l'œil, ont l'air de circuler la *tête en bas*.

— Cette image renversée des personnes et des choses qui sont reflétées dans l'œil est produite par la lentille de l'œil, le cristallin. Tu apprendras et comprendras cette loi lorsque tu étudieras la physique. Sache seulement, aujourd'hui, quoi qu'en disent encore certains physiciens, que le cerveau ne s'occupe guère de l'image que tu aperçois là, et qu'il voit les objets directement, tels qu'ils sont, suivant le prolongement des rayons lumineux, sans avoir besoin de les redresser; la rétine est un *milieu* et non pas une surface. Sortons de l'œil sain et passons dans les différents milieux de quelques yeux malades.

— Avant de sortir d'ici, je voudrais bien savoir, Petit Poucet, à quoi sert cette grande calotte noire qui est située là, en arrière de la rose-mousse?

— C'est la *chambre noire* de l'œil, on l'appelle *choroïde*. Rien n'a été oublié dans ce cabinet de physique modèle. Là-bas, en avant, tu remarques une petite ouverture toute ronde, c'est la pupille. Cette ouverture a été pratiquée dans l'iris, le contrevent de ce cabinet de physique. Dans toutes les *chambres noires* des physiciens, la lumière pénètre par une ouverture circulaire faite dans la porte ou la fenêtre de l'appartement.

La contraction ou la dilatation des fibres circulaires de cette ouverture ou, autrement dit, le rétrécissement et l'agrandissement de l'ouverture pupillaire sont *involontaires*.

C'est un livre dans les pages duquel sont révélés tous les secrets de la vie intime et secrète des humains.

Que ce livre soit ouvert ou fermé, le médecin peut toujours y lire, quelle que soit l'impénétrabilité du voile et la dissimulation qui en cache le texte aux yeux du vulgaire.

V

Arnould et Poucet chez la mère André. — Leurs visites à Marie, Alphonse, Louise et Félix. — L'hygiéne des yeux.

Les affections des yeux sont des maladies très communes. Chez qui veux-tu que nous allions ?

— Chez la mère André ; ses quatre enfants ont eu mal aux yeux, je crois même qu'ils n'ont jamais été complètement guéris de cette affection.

— La guérison se fait longtemps attendre. Il ne faut pas se décourager ; on est souvent obligé de suivre un traitement actif de plusieurs mois, et de se conformer aux lois les plus strictes de l'hygiène, pendant plusieurs années, pour éviter le retour du mal qui a disparu.

Vois tous les tas de boue sale et de fumier qui stationnent devant la porte de la mère André.

La présence de ces fumiers infects, devant les portes des habitations, est une des causes les plus sérieuses et les plus communes de l'insalubrité de l'air. Les enfants de la mère André ont tous été atteints de maux d'yeux plus ou moins graves, parce que ces pauvres créatures habitent depuis de longues années une maison mal éclairée, mal aérée, qui ouvre ses portes à grands battants à toutes les odeurs malsaines qui se dégagent des boues et des fumiers entassés sous ses fenêtres. Il faut toujours placer les fosses à fumier à une grande distance des maisons d'habitation.

Souviens-toi de ce petit Normand qui couchait dans la *ruelle du lit*, et vivait constamment au milieu de fumiers en état de fermentation.

Voici la petite Marie, qui a les yeux très rouges, et qui se les lave avec de l'eau fraîche, quand elle devrait se les laver avec de l'eau chaude. Il ne faut jamais, à moins de cas exceptionnels et que le médecin ne le prescrive, appliquer de l'eau froide sur les yeux malades.

Cette maladie des yeux, dont Marie souffre tant, se contracte à la suite d'un *coup* d'air froid la nuit, sur les yeux ; d'une grande fatigue de la vue, causée par un travail prolongé à la lumière du soleil ou de la lampe. Quelques jours de diète et de repos guérissent presque toujours cette inflammation ; quand on la néglige, elle peut entraîner des accidents plus sérieux, tels que ceux qui sont survenus chez le petit Alphonse, qui a une grande tache blanche sur l'œil.

Cette taie s'est produite à la suite d'une affection prolongée qui ressemblait, en tous points, à celle de Marie. Quand le blanc de l'œil est passé au rouge depuis trop longtemps, il se forme des petits *boutons*, des *bourgeonnements*, des *granulations*, ainsi que les appellent les médecins. Ces granulations se développent sous la paupière supérieure et frottent sur la partie claire et antérieure de l'œil, sur le verre de montre, qui est dépoli et rendu malade par ce frottement, et qui peut, dans certains cas, offrir une petite plaie qui se guérit mal et qui laisse, comme sur l'œil d'Alphonse, une tache blanche qui ne disparaît plus. Il peut arriver, même, que cette plaie soit assez profonde pour percer le verre de montre. Dans ce cas, l'œil est perdu, car tout le liquide renfermé dans son intérieur s'échappe au dehors, et les corolles de la *rose mousse* n'ont plus de support pour s'épanouir et recueillir les rayons lumineux.

Vois Louise qui paraît tant souffrir. Elle a les yeux rouges et douloureux, parce qu'ils sont irrités par ses cils qui se retournent en dedans. Son médecin lui arrachera ces petits cils barbares à mesure qu'ils se retourneront, il lui conseillera de graisser les moins rebelles avec du beurre de cacao pour les faire changer de direction, et la pauvre petite victime sera bientôt guérie.

Et Félix, ce pauvre garçon, qui n'y voit plus assez pour continuer à travailler chez M. Morel, l'avocat, où il était copiste, voit à peine clair pour se conduire.

Regarde bien, Arnould, regarde bien le calice de

la rose mousse de ton ami Félix ; regarde la base de son cerveau ; chacune de ces parties est congestionnée, ramollie, narcotisée. Dans deux mois d'ici, au plus tard, Félix sera complètement aveugle.

Ce jeune homme a fait un trop grand usage de la cigarette depuis plusieurs années. C'est encore une victime du tabac, condamnée à l'aveuglement complet.

Les élèves de M. Mouzon, que j'ai vus à Bruges et qui sont frappés de cécité depuis vingt ans, n'avaient que quatorze ans lorsqu'ils payèrent à la nàture cette dette affreuse, contractée par cinq ou six ans d'imprudence. La nature n'a pas été aussi sévère pour Félix que pour les jeunes Belges dont je te parle, puisque ces derniers devinrent aveugles à quatorze ans, et que Félix ne le sera qu'à dix-huit ans.

. . . .

. . . .

La **cataracte**. On appelle cataracte une maladie caractérisée par l'opacité du *cristallin* ou lentille de l'œil.

Cette lentille se trouble, ne laisse plus passer les rayons lumineux et provoque la cécité, la perte de la vue.

Une opération chirurgicale habilement pratiquée rend la vue au malade.

Le cristallin est enlevé lestement sans danger et *sans douleur*.

On fait porter des lunettes à l'opéré qui peut lire et se conduire sans embarras, avec l'œil ou les yeux qui lui refusaient toute espèce de services.

Il ne faut confier ses yeux qu'à des opérateurs spéciaux, à des ophtalmologistes. On peut être très profondément instruit, habile à couper une jambe ou un bras, et très maladroit pour extraire une cataracte.

. . . .

. . . .

La fistule lacrymale est une des maladies les plus communes de la région oculaire. Elle est déterminée par l'obstruction des conduits lacrymaux, conduits destinés à verser dans le nerf les larmes sécrétées pour la lubrification de l'œil, pour produire le frottement doux des paupières sur le globe oculaire.

Cette maladie est toujours sérieuse à cause des accidents consécutifs qu'elle peut engendrer dans l'œil, ou dans les yeux, suivant que la fistule est simple ou double.

Il faut guérir le sac lacrymal, ne pas cesser le traitement, dût-il durer un an ou deux ans, avant d'avoir triomphé de la maladie.

. . . .

. . . . , ...

22.

Le strabisme ou loucherie. — Il faut placer les jeunes enfants, au berceau, de manière qu'ils n'aient jamais la lumière de côté si l'on ne veut pas les exposer à contracter une infirmité qu'on appelle strabisme ou loucherie.

Il faut bien aussi se garder de placer trop près des yeux des enfants au berceau ces jouets mobiles, ces *poupées*, ces *polichinelles* ou ces *bouchons* suspendus à quelques centimètres du bout de leur nez. On exposerait encore l'enfant à contracter l'habitude de *loucher en dedans*, c'est-à-dire de regarder son nez avec ses deux yeux.

Quand la *loucherie* se produit sans causes connues dans les premières années de l'enfance, elle est souvent due aux crises convulsionnaires. Il faut, dans ce cas, s'assurer, par un vermifuge, si l'enfant n'est pas sous l'empire de quelques parasites intestinaux, lui faire prendre un grand bain froid ou tiède tous les jours, attendre sa guérison naturelle, et ne pas avoir recours à l'opération chirurgicale que le médecin pratique pour redresser les yeux.

Cette opération est sans danger, et réussit toujours, même à un âge avancé.

Un maître en pharmacie de nos amis, praticien distingué autant qu'instruit, M. Lallouette, de Caudebec-en-Caux, nous disait un jour : « Certaines nourrices ont la spécialité du strabisme ;

tous les enfants qu'on leur confie ont le regard dévié à droite ou à gauche, suivant que l'unique fenêtre de la chambre de ces matrones est située à droite ou à gauche du berceau de l'enfant. Elles confectionnent aussi le strabisme double interne, par un procédé qui défie toutes les imaginations du présent et de l'avenir. Un bouchon de liège est suspendu au bout d'un fil, à quelques centimètres seulement du nez de l'enfant ; quand on agite ce joujou d'un nouveau genre, le bébé le suit des yeux en convergeant ses regards sur le bout de son nez et en contractant une infirmité due à l'ignorance de sa grand'mère ou de sa nourrice. »

Recommandations utiles.—Lorsqu'un grain de sable, ou un grain de poussière quelconque, est tombé dans l'œil, il faut incliner la tête en avant et laisser les larmes entraîner le corps étranger, sans porter la main ni le mouchoir à l'organe malade, quelle que soit l'envie qu'on en ait.

Si le corpuscule étranger ne change pas de place, il faut prévoir une complication et appeler le médecin.

Quand tu voyageras en chemin de fer, ne mets pas la tête à la fenêtre de la voiture, dans la crainte de recevoir quelques parcelles de charbon dans les yeux.

Ne pas faire sécher de linge dans les chambres à coucher. Ne pas laisser la fenêtre de cette chambre ouverte la nuit pendant le sommeil ; ce serait s'exposer à se réveiller avec une conjonctivite, *yeux rouges et collés*.

Règle générale : ne jamais se servir d'eau froide ou fraîche pour le pansement des yeux malades, ne se servir que d'eau tiède, légèrement chauffée.

L'eau froide ne peut être appliquée sans inconvénient sur les yeux que dans le cas de blessure récente avec écoulement de sang.

Quant aux remèdes à appliquer, le médecin seul doit les prescrire et en surveiller les effets.

. . . .
. . . .

Demain, nous terminerons nos excursions par une course à travers l'oreille.

QUINZIÈME EXCURSION

LES ESCLAVES DU CERVEAU

(Suite.)

I

Le bureau télégraphique de l'audition. — Un coup de tambour. — Le pied dans l'étrier. — Le cheval marin. — Le Labyrinthe et les eaux de Cotugno.

— Allons explorer le sens de l'audition du chef de musique du Grand Opéra. Laissons-nous emporter par le vent ; nous pourrons parcourir, en nous aidant un peu, 340 mètres par seconde ; dans une minute nous aurons pénétré dans l'oreille du célèbre organisateur.... Nous y voilà.

Entrons, par le moyen de la trompe d'Eustache, dans la *grosse caisse* de l'oreille délicate de M. O. Métra.

Voici le *tympan* ou la peau du *tambour*, le *marteau*, l'*enclume* et l'*étrier*.

Toutes ces mousses délicates et fines, qui surnagent dans le liquide du labyrinthe, comme des feuilles de cresson sur la surface de l'eau d'un étang, ne sont rien autre chose que des fibrilles nerveuses, que les sentinelles vigilantes de l'esclave de l'audition. Le petit cheval qui t'emporte est chassé avec une grande rapidité dans tous ces tissus nerveux, il les impressionne, il frappe à coup redoublés aux portes des sentinelles qui viennent recueillir les dépêches que lancent tout autour d'eux nos hippocampes, nos joyeux petits destriers, qui courent comme des enragés sous l'impulsion du bruit, du son et de l'air.

Entrons violemment dans le nerf acoustique et rendons-nous au cerveau de M. Métra qui reçoit, en ce moment, une foule de dépêches.

La peau du tambour, en s'agitant, communique son agitation au marteau, à l'enclume, à l'étrier, aux milliers de petits chevaux marins qui nous ont emportés si rapidement, et au liquide de l'oreille dans lequel nagent des millions de fibres nerveuses. Ces fibres nerveuses, divisions du nerf acoustique, reçoivent autant de chocs et de secousses que le liquide des canaux de l'oreille en reçoit lui-même par l'intermédiaire du tympan et de l'étrier. Ce liquide s'appelle : liquide de *Cotugno* ; c'est Cotugno qui l'a découvert. Plus le son est aigu, plus les vibrations se succèdent rapidement.

Le nombre de ces vibrations est déterminé pour chaque note ; le nerf acoustique transmet ces vibrations au cerveau qui les enregistre, les compte et en déduit les qualités musicales.

— Oh! quelle grimace il vient de faire, M. Métra! On dirait qu'il a reçu un soufflet.

— Il vient de recevoir, en effet, une nouvelle désagréable : un choriste a chanté faux.

Quand une note fausse vient frapper, *tout à coup*, une oreille d'élite, le cerveau de cette oreille souffre autant que s'il recevait un soufflet.

L'air ambiant constitue les baguettes du tambour. C'est lui qui, déplacé, vient frapper la peau du tambour et l'agiter. Tu saisiras beaucoup mieux ce phénomène, dans deux ou trois ans, quand tu auras quelques notions de physique. Ton professeur te fera comprendre cela, en quelques minutes, au moyen de deux coups de pistolet, tirés l'un dans l'air libre, l'autre sous une cloche d'où l'air a été enlevé. Tu entendras très bien le bruit du premier coup, mais tu n'entendras pas, à la même distance, le bruit de la seconde détonation, qui aura lieu sous la cloche.

Voici l'oreille d'un vieux soldat qui est devenu sourd à la suite d'un coup de canon tiré à côté de lui.

Le coup *de baguette* a été trop fortement appliqué sur la peau du tambour, et a déchiré cette membrane... le tambour s'est crevé; le vieux canonnier n'a plus rien entendu à partir de ce moment-là.

L'air devient très résistant et très brutal quand il est déplacé trop brusquement, il renverse les maisons et les arbres. Voilà pourquoi il ne faut jamais crier dans l'oreille des enfants, comme le font des nourrices ignorantes qui s'exposent à rendre leurs nourrissons sourds pour toute leur vie.

. . . .

. . . .

La méningite cérébrale. Le cœur a son *péricarde;* les poumons ont leur *plèvre;* les intestins leur *péritoine...* et le cerveau son *arachnoïde,* comme enveloppe spéciale de préservation et de lubrification.

L'inflammation de cette *accahnoïde,* provoque la *méningite cérébrale,* maladie grave et généralement mortelle.

Les causes de méningite sont nombreuses. Les principales sont : la congestion du cerveau; la fumée du tabac, chez les petits enfants au berceau; les chutes sur la tête, l'ivresse chez les adultes, etc., etc.

II

L'hygiène de l'audition. — Accidents des enfants qui s'introduisent des corps étrangers dans l'oreille.

L'hygiène des oreilles n'est pas toujours obser-
vée. Beaucoup de personnes sont exposées aux
brusques changements de température. D'autres
se précipitent dans un bain froid ou dans la rivière
en ayant trop chaud. D'autres se couchent sous
l'ombrage frais des arbres après avoir couru et fait
une longue course.

De là, les causes nombreuses de surdité. Tantôt
c'est, comme nous l'avons vu, la membrane du
tympan qui est détruite ; un autre jour, les osselets
de la caisse du tambour seront malades, ou le
cheval marin ne pourra plus transporter les dépêches à travers une mer dont le liquide sera devenu trop épais. On perd encore le sens de l'ouïe
quand l'eau du labyrinthe s'échappe au dehors ou
ne se renouvelle plus, et quand le nerf acoustique
est paralysé. On peut éviter une foule d'accidents,
qu'il serait trop long de te raconter, en ayant bien
soin d'entretenir les oreilles dans un grand état de
propreté, en évitant les *rhumes de cerveau* ou les

coryzas chroniques produits par l'abus du tabac. Quand le nez est malade, la trompe d'Eustache s'enflamme et se bouche. Alors, le malade devient sourd; car l'air renfermé dans la caisse du tympan s'échauffe, augmente de volume et paralyse la membrane du tympan qui, trop tendue, ne vibre plus et occasionne des douleurs vives qui disparaissent par la diète et le repos à la chambre.

Beaucoup d'enfants s'introduisent des épingles, des plumes, des perles, des billes, des pois ou des haricots dans le conduit auditif externe.

Il faut courir chercher le médecin immédiatement, et ne pas attendre que l'irritation de ces corps étrangers ait provoqué une inflammation susceptible de compromettre l'opération chirurgicale de l'organe malade.

Dans le cas d'introduction d'insectes, on emplira l'oreille malade d'huile d'olive, jusqu'à l'arrivée du médecin.

. . . .

Adieu, mon enfant, ou, plutôt, au revoir.

Assimile-toi bien ce que j'ai eu tant de plaisir à t'enseigner ; et si, un jour, rêvant au passé, tu te rappelles ton vieux camarade et désires le revoir... eh bien! fais-lui signe... il reviendra.

..... — Merci, Petit Poucet, je n'oublierai pas tes promesses.

FIN

TABLE DES MATIÈRES

DEUXIÈME EXCURSION

VOYAGE A TRAVERS LES PLATS, LES VERRES ET LES BOUTEILLES

TROISIÈME EXCURSION

VOYAGE DANS LES LABORATOIRES DU TUBE DIGESTIF

QUATRIÈME EXCURSION

VOYAGE A TRAVERS LES DIGESTIONS LABORIEUSES ET LES RÉACTIFS DE LA DIGESTION

SEPTIÈME EXCURSION

VOYAGE DANS L'ESTOMAC DES ANIMAUX

DEUXIÈME PARTIE

DE LA RESPIRATION

HUITIÈME EXCURSION

UN VOYAGE D'AGRÉMENT DANS LES ORGANES RESPIRATOIRES

NEUVIÈME EXCURSION

UN VOYAGE ACCIDENTÉ

TROISIÈME PARTIE

LA CIRCULATION DU SANG

DIXIÈME EXCURSION

UN VOYAGE AU LONG COURS

ONZIÈME EXCURSION

ARNOULD ET LE PETIT POUCET DANS LE CŒUR D'UN GÉANT

DOUZIÈME EXCURSION

L'EXPLORATION DE LA MER BLANCHE

QUATRIÈME PARTIE

LES NERFS

TREIZIÈME EXCURSION

LA TÉLÉGRAPHIE NERVEUSE

I. — Les nerfs de Mme Bonvallet. — Une dépêche brûlante. — La paralysie.

CINQUIÈME PARTIE

LES SENS

QUATORZIÈME EXCURSION

LES ESCLAVES DU CERVEAU

QUINZIÈME EXCURSION

LES ESCLAVES DU CERVEAU (suite).

FIN DE LA TABLE

Imp. de la Soc. de Typ. - NOIZETTE, 8, r. Campagne-Première. Paris.